DU TRAITEMENT CHIRURGICAL

DES

KYSTES HYDATIQUES DU FOIE

PAR

Louis BOURGUET

DOCTEUR EN MÉDECINE.

Interne des Hôpitaux de Montpellier (Concours 1885).

———⟋⟨⟨⟨⟩⟩⟩⟍———

MONTPELLIER

TYPOGRAPHIE ET LITHOGRAPHIE CHARLES BOEHM

ÉDITEUR DU MONTPELLIER MÉDICAL,

DE LA GAZETTE HEBDOMADAIRE DES SCIENCES MÉDICALES.

1890

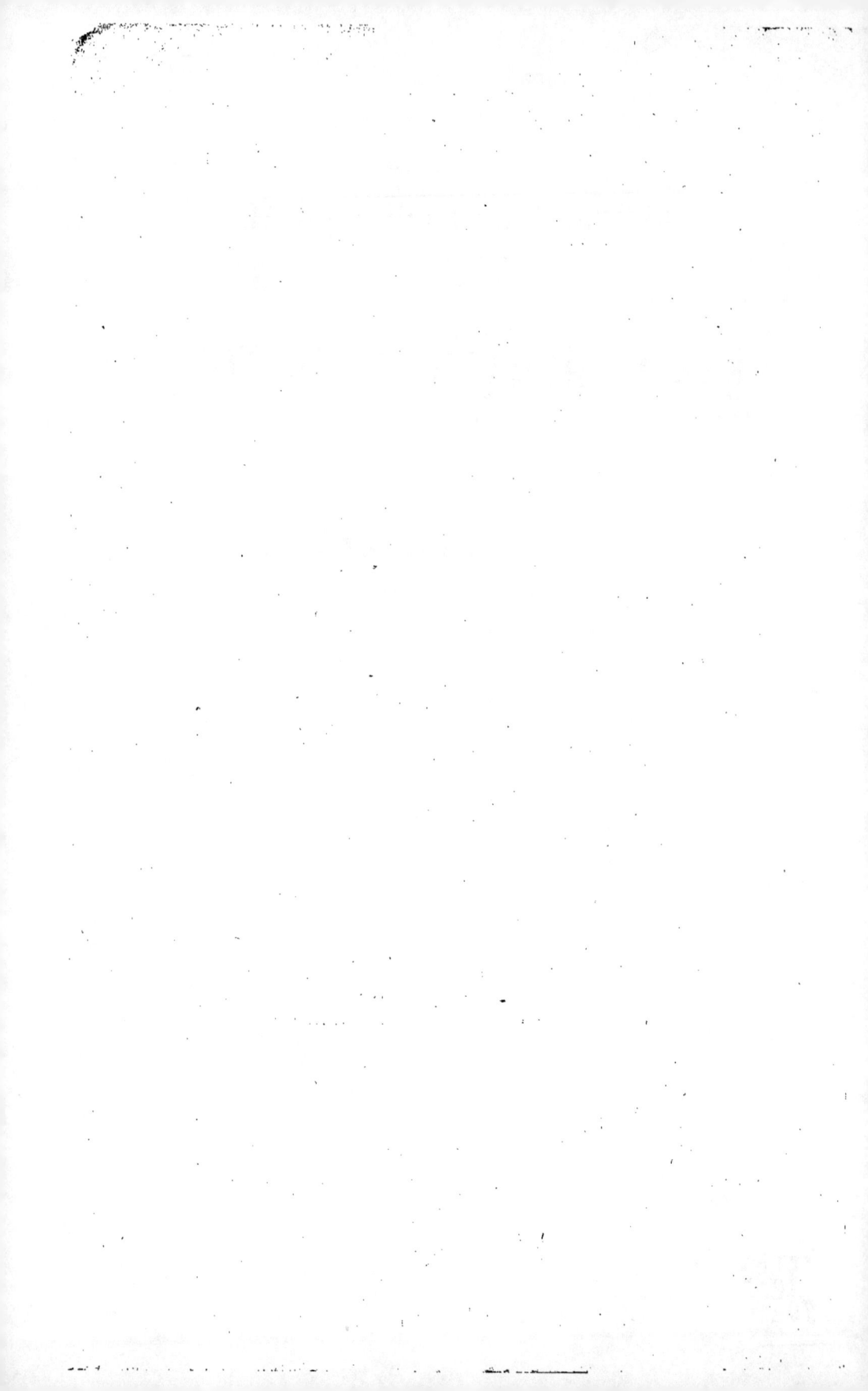

DU TRAITEMENT CHIRURGICAL

DES

KYSTES HYDATIQUES DU FOIE

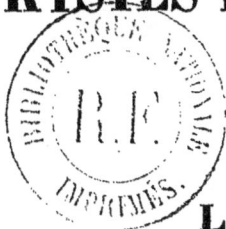

PAR

Louis BOURGUET

DOCTEUR EN MÉDECINE.

Interne des Hôpitaux de Montpellier (Concours 1885).

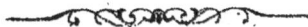

MONTPELLIER

TYPOGRAPHIE ET LITHOGRAPHIE CHARLES BOEHM

ÉDITEUR DU MONTPELLIER MÉDICAL,

DE LA GAZETTE HEBDOMADAIRE DES SCIENCES MÉDICALES.

—

1890

Te 93
e
79

A LA MÉMOIRE DE MON PÈRE

A MA MÈRE BIEN AIMÉE

A MON CHER FRÈRE

Le Docteur PAUL BOURGUET (de Béziers)

L. BOURGUET.

A MON PRÉSIDENT DE THÈSE

Monsieur le Professeur TÉDENAT

Acceptez, cher Maître, ce faible
témoignage de ma profonde gratitude.

L. BOURGUET.

A MES MAITRES

A MES CHERS COLLÈGUES D'INTERNAT

L. BOURGUET.

MEIS ET AMICIS

L. BOURGUET.

INTRODUCTION

En choisissant pour sujet de notre Thèse inaugurale le traitement chirurgical des Kystes hydatiques du foie, nous ne nous faisons pas illusion sur la valeur incontestable des travaux qui ont été écrits sur la matière, et nous n'avons pas la prétention de trouver beaucoup à glaner dans un champ qui a été déjà exploré par tant de chercheurs compétents. Cependant, il ne faut pas oublier que, si les recherches les plus récentes ont à peu près fixé la conduite des chirurgiens, ces travaux ne remontent guère qu'à quelques années, et l'apport de quelques observations nouvelles, rapprochées de celles de nos devanciers, n'est peut-être pas négligeable dans une question à laquelle des discussions récentes dans les diverses Sociétés savantes ont maintenu toute son actualité.

Dans son remarquable article *Foie* du *Dictionnaire de Dechambre*, Rendu pose, en tête de son chapitre relatif au traitement des kystes hydatiques, cette question d'apparence paradoxale: «Le médecin doit-il ou non intervenir ?» C'est qu'en effet les échinocoques hépatiques peuvent exister longtemps sans occasionner le moindre trouble fonctionnel et rester même ignorés de ceux qui en sont porteurs; ils peuvent aussi évoluer spontanément vers la guérison complète, et la nature emploie plusieurs procédés différents pour atteindre cet heureux résultat : le kyste peut se rompre dans un organe qui ne réagira pas contre cet envahissement accidentel, son contenu peut être modifié par la pénétration de la bile, et la bile a pour effet certain de tuer les hydatides; enfin, l'hydatide venant à cesser de vivre pour une raison ou pour une autre, le kyste peut subir la dégénérescence graisseuse, puis cébacée, et l'infiltration calcaire.

A la réunion des médecins mecklembourgeois, Madelung de Rostock a pu donner une statistique comprenant 88 cas, dans lesquels nul traitement n'avait été employé et qui ont donné 59 morts, 22 guérisons, 6 améliorations : les autres cas sont restés stationnaires ou leur résultat n'a pas été connu [1]. Cette statistique serait relativement brillante, mais tous les kystes sont loin d'avoir une marche aussi bénigne, et l'on peut dire que, dans l'immense majorité des cas, ces tumeurs font courir à ceux qui en sont porteurs des dangers de tous les instants. Aussi, la question posée par Reclus doit elle être résolue, comme il le fait lui-même, par l'affirmative, et l'intervention est aujourd'hui admise par tous les médecins.

Si la multiplicité des moyens thérapeutiques employés contre une affection cachait toujours notre impuissance à la combattre, le pronostic des kystes hydatiques du foie serait un des plus sombres de la pathologie abdominale, car peu de maladies ont suscité autant de traitements divers et d'interventions différentes; fort heureusement, si la plupart de ces moyens ont eu des insuccès et même des catastrophes, il faut convenir que le plus grand nombre ont dû leur vogue, passagère ou durable, à des succès incontestés, et nous verrons, par l'exposé des méthodes les plus modernes, que les statistiques deviennent, grâce à l'asepsie, de plus en plus consolantes.

Les moyens proposés pour la cure des échinocoques du foie peuvent se ranger sous deux chefs qui constituent : le *traitement médical* et le *traitement chirurgical*. Il semble, au premier abord, que ces deux mots n'ont pas besoin de définition, et que le titre même de notre étude doit montrer exactement quelles sont les méthodes dont nous devons nous occuper à l'exclusion de toutes les autres. Il est incontestable que nous n'avons pas à parler de la partie du traitement médical qui comprend l'étude des divers

[1] P. Braine ; Gazette des Hôpitaux, mai 1887.

médicaments qui, pris à l'intérieur, devaient modifier la vitalité des hydatides et amener l'atrophie du kyste. Mais il est toute une thérapeutique qui forme pour ainsi dire la transition entre le traitement médical et le traitement chirurgical : nous voulons parler de l'électro-puncture et des ponctions. La ligne de démarcation est si peu marquée que Reclus, par exemple, classe la première de ces interventions dans le traitement médical, la seconde dans le traitement chirurgical; or nous ne voyons pas bien en quoi l'introduction d'un trocart capillaire diffère de l'introduction d'une aiguille à électro-puncture, d'autant mieux que dans certains cas c'est un véritable trocart que l'on emploie comme électrode.

Le danger principal de toutes les interventions directes portant sur les kystes hydatiques du foie consiste en la présence du péritoine, qui leur fait fatalement une enveloppe continue, et là l'épanchement possible dans la cavité de cette séreuse d'une partie quelconque du contenu de la tumeur. L'introduction de germes venus de l'extérieur constituait aussi une cause fréquente de complications souvent très sérieuses; mais on comprend que par l'emploi d'instruments soigneusement stérilisés on puisse éviter, à coup sûr, les accidents de cet ordre. Malheureusement, l'asepsie la plus parfaite ne peut rien contre les accidents déterminés par l'irruption de certaines matières dans le péritoine; lorsque des phénomènes de péritonite se déclarent, l'antisepsie peut encore venir à l'aide du chirurgien, et le traitement chirurgical de cette péritonite peut rendre d'incontestables services; mais les dangers que court le malade sont trop considérables pour que l'on ne doive pas tout essayer dans le but d'éviter la production de pareils accidents.

Les méthodes qui ont été préconisées peuvent se classer, à ce point de vue, sous trois grands chapitres :

1° Celles qui ne font dans le péritoine et la paroi du kyste qu'une ouverture punctiforme, peu apte à laisser écouler du liquide dans la cavité séreuse;

2° Celles qui permettent d'ouvrir plus largement le kyste après avoir déterminé entre les deux feuillets du péritoine des adhérences destinées à servir de barrière au contenu de la tumeur;

5° Celle enfin plus moderne, plus audacieuse, plus chirurgicale, qui consiste à attaquer directement le kyste en ouvrant largement le péritoine, à traiter les kystes hydatiques du foie par une laparotomie analogue à celles qui ont donné de si brillants résultats dans le traitement des tumeurs de l'ovaire.

C'est dans cet ordre que nous passerons en revue les divers procédés employés, en nous arrêtant plus longuement sur ceux qui jouissent encore de la faveur des chirurgiens. Une méthode unique n'est pas applicable à tous les cas; nous essayerons, à propos de chaque procédé, d'en montrer les indications spéciales.

Au moment de quitter cette École, qu'il nous soit permis d'assurer de notre profonde gratitude tous nos Maîtres, qui n'ont cessé de nous témoigner la plus précieuse sympathie. Le souvenir de nos quatre années d'internat restera toujours lié, pour nous, à un profond sentiment de reconnaissance à l'égard de tous ceux que nous nous honorons d'avoir eus comme chefs de service.

Que notre cher Maître, M. le professeur Tédenat, nous permette de le remercier publiquement d'avoir bien voulu nous donner le sujet de cette étude et nous communiquer les observations inédites, qui sont toutes empruntées à sa pratique. En nous faisant l'honneur d'accepter la présidence de notre Thèse, il a mis le comble aux bontés dont il s'est montré si prodigue pour nous.

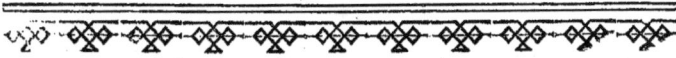

DU TRAITEMENT CHIRURGICAL

DES

KYSTES HYDATIQUES DU FOIE

CHAPITRE PREMIER

Méthodes qui ne font dans le péritoine et la paroi du Kyste qu'une ouverture punctiforme.

Nous avons dit que la pénétration du contenu du kyste dans la cavité péritonéale était un danger considérable que toutes les méthodes essayent d'éviter par des procédés différents. Ce danger varie avec la nature du contenu de la tumeur : si ce contenu est purulent, on voit éclater une péritonite sur la gravité de laquelle il n'est pas besoin d'insister ; si l'on a affaire au liquide transparent classique, les inconvénients sont beaucoup moins graves, et l'on a vu des kystes s'ouvrant spontanément dans le péritoine et permettant ainsi au malade de guérir sans que la séreuse eût violemment réagi. Finsen, Kirmisson, ont insisté sur l'innocuité de la pénétration de ce liquide clair, dont le seul inconvénient est de provoquer quelquefois l'apparition d'une urticaire assez intense ; cet accident, quoique fréquent, n'est pas fatal; l'urticaire se manifeste souvent bruyamment avec ballonnement du ventre et élévation considérable de la température ; il arrive parfois que tout se borne à ces symptômes généraux et que l'éruption cutanée n'apparaît point : on a pensé que dans ces cas il se produisait une éruption ortiée sur le péritoine lui-même. C'est en s'appuyant sur le peu de gravité de ces phénomènes que Fagge et Murchinson ont proposé, comme traitement, de faire l'évacuation sous-cutanée du liquide dans le péritoine. Un autre inconvénient sur lequel a beaucoup insisté Volkmann au sixième Congrès allemand (1877), c'est l'auto-infection du malade par les germes d'échinocoques ; il en a cité des faits probants. Il est vrai que la présence du parasite dans le foie s'accompagne souvent de l'existence d'autres parasites dans d'autres organes, et il n'est pas toujours possible d'affirmer, quand apparaît un nouveau kyste, que celui-ci a été produit par cette auto-infection.

Plus récemment, les recherches de Mourson et Schlagdenhauffen [1] ont montré que le liquide des kystes non suppurés contenait certaines leucomaïnes qui pouvaient ne pas être sans dangers sur le péritoine.

Acupuncture. — Ce procédé, aujourd'hui complètement délaissé, se proposait de tuer l'échinocoque en piquant la paroi ; c'est Trousseau qui l'a employé le premier ; il enfonçait dans le kyste un nombre variable de longues aiguilles et comptait sur les modifications apportées dans la paroi et dans le liquide par la réaction inflammatoire, pour tuer l'hydatide.

Électro-puncture. — Surtout employée en Angleterre, cette méthode combine la précédente à l'action électrolytique d'un courant arrivant par les aiguilles implantées dans la tumeur. On peut employer indifféremment le courant positif ou le courant négatif, et même les deux à la fois. Hilton Fagge et Cooper Forster, qui ont obtenu de bons résultats, opéraient de la façon suivante : ils plongent dans la tumeur deux aiguilles dorées assez rapprochées pour que les pointes puissent venir au contact dans l'intérieur du

[1] Compte rendu de l'Acad. des Sciences, 30 octobre 1882.

kyste ; ces deux aiguilles sont mises en communication avec le pôle négatif d'une pile de Daniell de 10 éléments ; le pôle positif, formé par une large éponge mouillée, est placé sur la paroi abdominale ou thoracique ; les séances doivent durer dix à douze minutes , la réduction du kyste est quelquefois très rapide ; l'opération s'accompagne souvent d'un léger mouvement fébrile de peu de durée. Semmola et Gallozi (de Naples) ont aussi obtenu de bons résultats de cette méthode ; Apostoli s'en montre très partisan : il remplace l'éponge mouillée par son électrode en terre glaise qui a l'avantage de se dessécher moins vite que l'éponge, d'adhérer à la peau et d'assurer une plus grande constance au courant. Dujardin-Beaumetz prédit un grand avenir à cette méthode; cependant il dut y renoncer chez un de ses malades, à cause de la douleur qu'elle provoquait.

Le Dr Henrot (de Reims) remplace l'aiguille pleine par un trocart capillaire ; cette modification a l'avantage de permettre l'évacuation des gaz qui se forment par suite de la décomposition de l'eau sous l'action du courant électrique.

En somme, cette méthode paraît donner des résultats, et Jaccoud insiste pour qu'on l'applique en France plus largement qu'on ne l'a fait jusqu'ici. Ce moyen curatif est surtout applicable aux kystes de petit volume uniloculaires. Il est inutile de dire qu'ici, comme dans tous les autres procédés, on devra suivre les règles de la plus minutieuse asepsie afin d'éviter la suppuration du kyste.

Ponction. — La ponction a été faite d'abord avec un trocart capillaire, puis avec des trocarts plus volumineux; enfin la combinaison de la ponction et de l'aspiration a permis de revenir à l'emploi de trocarts de faible calibre.

Disons quelques mots de la ponction exploratrice employée comme moyen de diagnostic. Ce diagnostic est le plus souvent assez facile, cependant il est des cas où il peut être d'une très grande obscurité : ces difficultés, sur lesquelles nous n'avons pas à insister ici, sont d'ailleurs très bien exposées dans l'excellente Thèse du Dr Potherat[1]. Or, dans ces cas-là, il peut être d'une grande utilité pour le chirurgien de retirer, à l'aide d'une ponction, un peu du liquide que contient la tumeur, et si ce liquide présente les caractères classiques, s'il est limpide comme de l'eau de roche, privé d'albumine, riche en chlorure de sodium, enfin si le microscope y décèle la présence de crochets, il deviendra pathognomonique et sa constatation lèvera tous les doutes. Aussi, dès longtemps les médecins ont-ils eu recours à ce mode d'investigation ; nous ne parlerons que pour mémoire des ponctions faites autrefois à l'aide d'un trocart capillaire ordinaire, et qui sont aujourd'hui entièrement délaissées ; on ne se sert plus que de la ponction aspiratrice, qui reste, grâce à la puissante impulsion de Dieulafoy[2], non seulement un moyen d'exploration mais encore une précieuse méthode thérapeutique.

Pour exécuter cette ponction, on devra s'entourer de toutes les précautions prescrites par l'antisepsie ; le trocart devra être désinfecté avec soin (sublimé au 1/1000, acide phénique à 5 %, et surtout alcool à 90°, qui n'a pas l'inconvénient d'altérer les instruments), il aura été flambé à la lampe à alcool, et la région aura subi de minutieux lavages au savon d'abord, puis au sublimé, enfin à l'éther. Dans ces conditions-là, la ponction exploratrice ne présentera pas de dangers, elle devra être tentée toutes les fois que des doutes persisteront au sujet du diagnostic. Elle pourra de plus montrer si le contenu du kyste est encore transparent ou s'il est purulent, et servira ainsi, comme nous le verrons plus tard, à choisir la méthode thérapeutique qui devra être employée. Mais cette manœuvre ne donne pas,

[1] Diagnostic et traitement chirurgical des kystes hydatiques du foie. Th. de Paris, 1889.

[2] De la ponction aspiratrice appliquée au diagnostic des kystes hydatiques du foie, 1872.

dans tous les cas, des renseignements aussi précieux : bien souvent on fera une ponction *blanche*, soit que le kyste se trouve déjà en voie de régression et ne renferme plus qu'un contenu caséeux, soit que l'aiguille s'égare hors de la cavité, soit enfin que celle-ci soit peu riche en liquide et renferme un grand nombre d'hydatides filles. De plus, chaque ponction a pour résultat la production d'une adhérence péritonéale qui pourra nuire plus tard à une opération radicale. On comprend que ces diverses considérations appliquées à la ponction exploratrice s'adressent aussi, dans une certaine mesure, aux ponctions conseillées comme moyen thérapeutique. Celles-ci comprennent un nombre considérable de procédés différents; mais il faut établir une distinction essentielle entre celles de ces méthodes qui se proposent de tuer l'hydatide en enlevant tout ou partie de son eau, et celles qui remplacent une partie du liquide enlevé par des agents destinés à tuer le parasite.

Ponction simple.— Ce procédé, préconisé en France par Jobert de Lamballe, fut employé en Angleterre par Hulcke et Savory; il consiste à soustraire une certaine quantité du contenu du kyste et à obturer ensuite la solution de continuité faite dans les tissus ; on a constaté quelques cas dans lesquels une seule intervention de ce genre avait suffi pour amener la guérison du kyste ; mais on comprend combien ce résultat doit être rarement obtenu, et, comme le dit Potherat, «ces faits échappent véritablement à l'analyse ; on ne peut tabler sur eux ».

D'ailleurs, pour que la guérison suive une opération unique de ce genre, il faut que le kyste ne contienne pas d'hydatides filles, qui ne pourraient pas évidemment sortir par le trocart capillaire.

Cependant, plus récemment, Borgherini[1] est revenu à ce pro-

[1] Gazette méd. italienne. Venise, 1882. — Centralblatt für Chirurgie, 1883.

cédé et a rapporté quatre cas de cure radicale de kystes hydatiques du foie par une simple ponction capillaire, faite au moyen de l'aiguille de la seringue de Pravaz.

Si ces faits se multipliaient, il est incontestable que le médecin aurait ainsi à sa disposition un moyen bien simple comme appareil et comme manuel opératoire ; le principal danger de cette intervention était autrefois la suppuration du kyste, mais aujourd'hui on peut éviter cet accident à peu près à coup sûr ; malheureusement le nombre de kystes justiciables de ce moyen est assez limité, et de plus, en présence du peu de succès qu'ont obtenu les imitateurs de Borgherini, on peut se demander si l'auteur du procédé n'a pas simplement bénéficié d'une série heureuse de kystes déjà en voie de régression. Enfin il est difficile d'admettre que la soustraction de 2 à 10 centim. cubes de liquide amène la mort de l'hydatide, et cette méthode semble agir plutôt par la simple piqûre de la paroi, comme l'acupuncture de Trousseau, que par l'évacuation proprement dite du contenu du kyste. Enfin, Harley donne une statistique de 33 cas de kystes traités par la ponction simple et dans laquelle il relève 11 guérisons, 13 insuccès et 10 morts : on voit que ces résultats sont loin d'être encourageants (Braine).

Ponction aspiratrice. — Aussi la ponction simple, même modifiée par Borgherini, serait-elle probablement tout à fait délaissée aujourd'hui, du moins en tant que méthode curative, si les beaux travaux de Dieulafoy sur l'aspiration n'étaient venus apporter de considérables améliorations à cette méthode. En effet, comme le dit Dieulafoy lui-même, l'aspiration permet de pénétrer dans la cavité «le vide à la main», elle s'oppose ainsi forcément à l'introduction de l'air dans le kyste ; enfin, le vide étant maintenu dans l'appareil pendant que l'on retire le trocart, elle empêche qu'une seule goutte de liquide ne tombe de la canule et ne pénètre dans le péritoine. En outre, la pression atmosphérique, intervenant, favorise l'écoulement rapide et régulier du liquide parfois visqueux dont les procédés ordinaires n'auraient pas permis l'issue; cette action peut même entraîner, dans l'appareil, des vésicules très petites et des lambeaux de vésicules plus volumineuses qui sans elle n'auraient fait qu'obstruer l'instrument, et qui, grâce à leur élasticité, peuvent ainsi arriver à le traverser. Un dernier but à poursuivre, toujours en nous plaçant au point de vue des dangers que présente la pénétration du liquide dans le péritoine, c'est l'évacuation aussi complète que possible de ce liquide ; il est évident, en effet, que lorsqu'on a affaire à une poche peu tendue, présentant une solution de continuité même peu considérable et contenant encore du liquide, le moindre mouvement du malade, l'effet seul de la pesanteur, pourront facilement permettre à ce liquide de pénétrer dans la séreuse abdominale ; cet accident sera beaucoup moins à redouter si l'évacuation a été complète.

Or la méthode aspiratrice permet de pousser cette évacuation aussi loin que possible ; néanmoins, même dans les cas où elle a été pratiquée par les plus habiles chirurgiens, il ne faut pas croire que l'on puisse toujours avoir la certitude d'une évacuation absolue ; témoin cette observation rapportée par Potherat [1] et dans laquelle M. Trélat, après avoir complètement évacué un kyste au moyen de l'appareil de Dieulafoy (1050 gram. de liquide clair), introduisit dans la cavité 100 gram. d'une solution de sublimé au 1/1000. Dix minutes après, l'aspiration fut reprise et donna non pas seulement les 100 gram. de liquide injectés, mais une quantité totale de 170 gram., ce qui montre bien que l'évacuation n'avait pas été aussi absolue qu'on avait pu le penser.

Le même accident est survenu entre les mains de M. Segond (Soc. de Chirurgie, 3 avril 1889) ; il s'agissait d'une femme de 45 ans, portant un volumineux kyste non suppuré de la région

[1] Thèse citée, page 64.

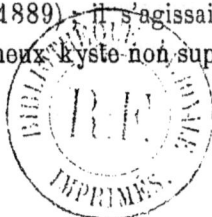

2

antéro-supérieure du foie et débordant les fausses côtes de cinq
travers de doigt. Une ponction aspiratrice donna issue à 1500 gr.
de liquide «eau de roche» qui furent remplacés par 720 gram.
d'eau naphtolée à 40 centigr. par litre, additionnée de 0,06 de
biiodure de mercure et d'autant d'iodure de potassium. — Il a
fallu deux heures pour évacuer le liquide injecté, et la quantité
totale obtenue a été de 960 gram. (au lieu de 720), ce qui montre
encore que la première évacuation n'avait pas été complète.

Les appareils aspirateurs de Potain ou de Dieulafoy sont dans
toutes les mains, nous n'avons pas besoin de les décrire ici; nous
nous contenterons de rappeler comment doit s'opérer la ponction,
quel que soit le résultat qu'on se propose de lui demander (diagnostic ou traitement).

L'aiguille ou le trocart ayant été soigneusement aseptisé comme
nous l'avons déjà dit, la région ayant été lavée au savon, au
sublimé, à l'éther, voici, d'après M. Boinet, cité par Rendu [1], les
précautions à prendre pour assurer le succès de l'opération: «Le
médecin doit se placer du côté droit du malade, lequel est couché
horizontalement sur le dos. De la main gauche il maintient la
tumeur, de manière à la faire saillir au point où la voussure et la
fluctuation sont le plus nettes; puis, à ce niveau, il enfonce de
la main droite le trocart perpendiculairement à la paroi abdominale, jusqu'à ce qu'il sente qu'il a pénétré dans une cavité libre.
Cela fait, il retire la tige du trocart, en laissant la canule en place,
et laisse couler le liquide sans provoquer la moindre pression sur
la région du foie. Lorsque tout le contenu du kyste semble être ab-
sorbé, il enlève brusquement la canule, en ayant soin de comprimer
fortement avec les doigts la paroi abdominale.» Rappelons que, le
vide étant fait dans l'appareil, le chirurgien doit ouvrir le robinet
dès que le trocart a traversé les téguments, et que le vide doit
être maintenu jusqu'à ce que le trocart ait été retiré. Pour fermer

[1] Art. *Foie* du Dict. de Dechambre, série IV, tom. III, pag. 235.

l'orifice de pénétration on emploie habituellement de la gaze iodoformée que l'on fixe sur la paroi abdominale au moyen de collodion ; dans les salles de M. le professeur Tédenat, on se sert avec succès de très légers plumasseaux en coton hydrophile que l'on fixe successivement au moyen de collodion iodoformé. Après l'opération, un bandage de corps modérément serré est placé autour de l'abdomen du malade, auquel on recommande l'immobilité la plus complète pendant deux ou trois jours ; pour éviter tout mouvement dangereux, il est bon de placer le bandage sous les reins du sujet avant de procéder à la ponction ; il suffit ainsi d'en ramener ensuite les deux chefs en avant et de les fixer avec des épingles.

Exécutée de la sorte, la ponction aspiratrice est généralement sans dangers; cependant elle s'accompagne encore assez fréquemment, même entre les mains de M. Dieulafoy, de la suppuration du kyste (à la seconde ponction, dans l'Obs. iii de son Mémoire).

Cependant cette méthode a donné et donne encore des résultats satisfaisants; on a vu, très rarement il est vrai, la guérison survenir après une seule évacuation ; le plus souvent l'opération doit être répétée plusieurs fois, et le nombre des ponctions est quelquefois très considérable: Potherat cite un malade du service de Gillette qui avait subi 79 ponctions sans résultat autre que la suppuration de son kyste, et qui fut guéri par l'application de la méthode de Tillaux. Dieulafoy, chez un autre malade, en a pratiqué le chiffre énorme de 300 !

On a fait à certaines observations heureuses un reproche fondé qui s'appuyait sur ce que les malades n'avaient pas été suivis assez longtemps et que des kystes, présentant d'abord l'apparence d'une guérison complète, pouvaient récidiver au bout d'un temps plus ou moins long. Ce fait a été relevé assez fréquemment, et c'était le cas d'un malade dont l'histoire est rapportée par Turc[1], et qui vint se faire opérer, par M. Richet, d'un

[1] Thèse de Paris, n° 370, 1881.

kyste volumineux du foie qui avait paru guéri peu de temps auparavant par la méthode aspiratrice appliquée dans le service
de M. Lancereaux. Moissenet (*Arch. gén. de Médecine*, 1859) a
rapporté un cas de mort subite après une ponction, Millard [1] et
Bryant [2] ont vu se produire le même accident; enfin la ponction
aspiratrice a été quelquefois suivie d'accidents mortels dus à la
péritonite ou à la septicémie [3] : on comprend que ce soit là un
reproche sérieux pour une méthode qui réclame souvent d'être
répétée plusieurs fois, chaque nouvelle intervention rendant possible le développement de semblables complications.

De plus, pour que l'évacuation du kyste soit complète il faut que
sa cavité ne renferme que très peu de vésicules filles; il est
peut-être même nécessaire qu'elle n'en renferme pas du tout ou
qu'elle n'en contienne qu'une seule, qui, très volumineuse elle-
même, vient au contact de la paroi et est directement pénétrée
par le trocart. En outre, pour que l'intervention soit réellement
curative il faut que le contenu du kyste ne soit pas purulent, car
alors l'incision large est nécessaire pour déterger complètement
la poche; il faut enfin que le kyste soit encore souple, que sa
paroi ne soit ni trop épaissie ni fixée par des adhérences trop
résistantes au tissu du foie ou aux organes voisins. Cette condition nous paraît nécessaire, c'est la seule qui permette à la
poche de revenir sur elle-même, de diminuer progressivement
de volume et de subir ultérieurement la dégénérescence caséeuse
qui est le but définitif que se propose le chirurgien. Si l'on vou-
lait nous permettre une comparaison qui peut paraître un peu
forcée, nous dirions volontiers qu'il se passe dans les kystes
quelque chose d'analogue à ce que l'on observe dans l'hydrocèle:
tant que celle-ci est récente et que la vaginale est souple, une
ponction évacuatrice suivie d'une injection irritante amène la

[1] Soc. Méd. des Hôpitaux, 26 mars 1875.
[2] Brit. med. Journal, 1878.
[3] Bull. de la Soc. d'Anat. et de Pathol. de Bordeaux, 1887.

guérison en favorisant l'accolement des deux feuillets de la séreuse; si au contraire la vaginale est très épaissie, si elle enveloppe à distance le testicule comme une sphère rigide, ce manuel
opératoire sera insuffisant, et l'on devra avoir recours à une opération sanglante avec incision large de la vaginale et excision
d'une partie de son étendue.

En résumé, la ponction aspiratrice n'est pas une opération parfaite : elle présente des inconvénients dont le principal est de
n'être généralement applicable qu'à des kystes uniloculaires et
peu riches en hydatides; elle peut offrir des dangers sérieux ; néanmoins, on ne peut nier que dans bien des cas elle n'ait rendu de
grands services, non seulement en affirmant un diagnostic parfois
presque impossible sans elle, mais encore comme moyen de traitement. Si l'on compare la simplicité de son exécution aux autres méthodes plus hardies, on ne peut s'empêcher de conseiller
de la faire une, deux, trois fois avant d'avoir recours aux autres
moyens plus énergiques. On doit néanmoins se rappeler que la
méthode des ponctions multiples augmente les chances de complications, et dès que le contenu du kyste est purulent ou seulement louche, dès que l'on voit qu'après la ponction la poche ne
revient pas sur elle-même et reste encore remplie d'hydatides
filles, on ne doit pas hésiter à s'adresser à l'incision large de la
tumeur. M. Dieulafoy reconnaît d'ailleurs lui-même que, lorsque
le contenu des kystes est purulent, l'incision large seule peut en
assurer la guérison [1].

Il est une nouvelle modification apportée à la ponction aspiratrice qui augmente encore ses chances de succès, tout en lui
laissant les mêmes indications générales ; nous voulons parler
de la ponction aspiratrice suivie de l'injection de liquides divers
destinés à tuer directement l'hydatide; cette méthode ne se contente donc pas de compter sur la seule privation de son eau pour
entraîner la mort du parasite.

[1] Soc. Méd. des Hôpitaux, 12 mars 1886.

On doit faire ici une distinction entre les procédés suivant lesquels, le kyste n'étant que très incomplètement vidé, l'opérateur remplace une partie du liquide enlevé par le parasiticide de son choix, et ceux suivant lesquels on opère un lavage du kyste après son évacuation complète; dans ce dernier cas, c'est autant comme helminticide que comme antiseptique qu'agit le médicament employé.

Injections de bile. — Nous avons dit que la mort de l'hydatide survenait parfois par suite de la pénétration spontanée de la bile dans la cavité du kyste; la constatation de ce fait a donné naissance aux injections de bile de bœuf, aujourd'hui complètement abandonnées; cette méthode présentait de très grands dangers de suppuration du kyste, de septicémie, et même d'intoxication générale par les sels biliaires; de plus, la pénétration de quelques gouttes de bile dans le péritoine amenait une péritonite mortelle.

Les *injections de teinture d'iode* avaient été conseillées par Chassaignac et Vigla et très préconisées par Aran (*Bulletin thérapeutique*, septembre 1854), qui employait la teinture d'iode pure et laissait même dans le kyste une partie du liquide injecté. M. Boinet, qui a écrit sur ce sujet un Mémoire très complet, employait aussi la teinture d'iode, mais additionnée d'une quantité égale d'eau distillée et de 2 gram. d'iodure de potassium. Mais il est bon de remarquer que Boinet ne faisait son injection qu'après l'évacuation complète du contenu du kyste, et que cet auteur est un de ceux qui ont fait le plus pour démontrer l'utilité de cette évacuation complète, contrairement à l'opinion d'un certain nombre de chirurgiens anglais. Nous verrons qu'à ce point de vue la méthode de M. Debove se rapproche de la sienne. Même dans les cas heureux, la guérison n'était obtenue qu'après des complications qui compromettaient pendant plusieurs jours l'existence des malades; aussi les injections de teinture d'iode pure ou simplement dédoublée sont-elles aujourd'hui entièrement abandonnées.

Procédé du professeur G. Bacceli. — Dans une leçon clinique faite à Rome en mars 1887, M. le professeur Guido Baccelli donnait le résultat d'une opération suivie d'un plein succès dans laquelle il avait employé le procédé que voici: après s'être entouré des précautions antiseptiques les plus minutieuses, il retira du kyste 30 centim. cubes d'un liquide typique, au moyen d'une seringue à aiguille fine analogue à celle de Pravaz; immédiatement après, il introduisit par la même canule 20 gram. d'eau distillée contenant $0^{gr},02$ de bichlorure de mercure qui furent abandonnés dans le kyste; au bout d'un mois la guérison était complète. Le même procédé a réussi plusieurs fois entre les mains de son auteur. Il est vrai que dans ses observations il s'agissait de kystes uniloculaires, et nous avons vu que des cas de guérison avaient parfois été observés après une simple ponction aspiratrice. Néanmoins la persistance des résultats obtenus doit faire prendre cette méthode en sérieuse considération.

Le *procédé de M. Debove* diffère peu du précédent, mais le point essentiel consiste en ce que l'auteur ne se contente pas, comme le médecin italien, d'enlever quelques centimètres cubes du contenu du kyste; il en fait, suivant la méthode de Boinet, l'évacuation aussi complète que possible : quant à la nature du liquide injecté, elle a varié suivant les cas ; dans un cas il a employé la liqueur de Van Swieten, dans un autre le sulfate de cuivre à 5 %. Mais M. Debove dit à ce sujet dans sa communication[1]: « Si j'avais un nouveau kyste hydatique à traiter, je donnerais la préférence aux injections de sublimé en employant la technique suivante : Évacuer tout le liquide du kyste par ponction aspiratrice ; injecter 100 gram de liqueur de Van Swieten (ou une quantité moin-

[1] Soc. Méd. des Hôpitaux, 12 octobre 1888.

dre s'il s'agissait d'un petit kyste), et retirer au bout de dix minutes la liqueur injectée.» Cette technique a été suivie scrupuleusement par M. le professeur Trélat dans un cas de kyste hydatique du foie uniloculaire non suppuré ; le résultat a été excellent, et cette intéressante observation est donnée *in extenso* dans la Thèse de Potherat[1].

Voici une nouvelle observation dans laquelle M. Tédenat a suivi le procédé de M. Debove et qui, comme on va le voir, à donné d'excellents résultats.

PREMIÈRE OBSERVATION (inédite).

Kyste hydatique du foie contenant 800 gram. de liquide. — Ponction capillaire. — Injection iodo-iodurée à 1/300. — Guérison.

Pierre N..., âgé de 32 ans, marchand de bestiaux à Albi (Tarn). Cet homme, bien constitué, a toujours joui d'une excellente santé. Il fait remonter sa maladie actuelle à un coup de pied qu'il reçut dans une rixe le 3 mars 1883. Ce traumatisme fut suivi d'une douleur sourde, et le 20 mai une tumeur fut constatée, du volume des deux poings, sous le rebord costal droit. Des pommades, des vésicatoires, furent appliqués sans résultat. Le malade consulta M. Tédenat le 22 juin 1883. La santé générale était bonne, les digestions ne laissaient rien à désirer ; pas d'ictère ; sous le rebord costal, tumeur se dessinant nettement, débordant de huit travers de doigt le rebord costal. Cette tumeur fluctue et présente le frémissement hydatique.

23. Purgatif salin.

24. Ponction aspiratrice avec le trocart moyen du Potain. Évacuation de 800 gram. de liquide clair, contenant quelques vésicules filles. — Lavage de la poche avec un litre d'eau bouillie contenant 15 gram. de teinture d'iode et 3 gram. d'iodure de potassium. Occlusion avec ouate et collodion. Bandage de corps.

La guérison fut complète et sans accidents d'aucune sorte. M. Tédenat a revu le malade en 1887. Santé parfaite.

Cette observation montre que la formule du liquide injecté

Thèse citée, pag. 62.

peut varier avec les auteurs ; elle est en outre intéressante au point de vue de la constatation du frémissement hydatique. M. Tillaux a attribué la production de ce symptôme à l'existence, dans la poche, de nombreuses vésicules filles ; la ponction, en effet, a donné issue à quelques-unes de ces hydatides, et néanmoins la guérison a pu être obtenue. Enfin nous voyons que la tumeur s'est développée deux mois à peine après que le malade eut éprouvé un violent traumatisme de la région hépatique : nous n'insisterons pas ici sur ce point particulier, sur lequel nous aurons à revenir à propos de notre Obs. III.

La ponction évacuatrice complète, suivie d'une injection d'un liquide antiseptique quelconque, peut donc donner d'excellents résultats.

Dans une discussion récente [1], sur laquelle nous aurons l'occasion de revenir, M. Segond, rapportant une observation de M. Leprévost (du Havre), rappelait incidemment que ce dernier auteur avait *cru* guérir un kyste hydatique de la rate par une seule ponction faite avec la seringue de Pravaz et que n'avait accompagnée aucune injection médicamenteuse : c'était donc là un fait analogue à ceux de Borgherini (V. pag. 15). Le rapporteur exprime des doutes au sujet de ce résultat, et il pense, avec Leudet et Lépine [2], que la condition de la curabilité, *presque mira-culeuse*, de ces kystes doit être cherchée dans leur structure spéciale et dans leur absence de fertilité ; il estime que ces faits doivent s'oublier en pratique et être rejetés de parti pris. Mais il ajoute que ce mode de traitement ne doit pas être confondu avec celui de Baccelli-Debove, dans lequel une partie du liquide enlevé est remplacée par du sublimé ou tout autre parasiticide : la raison de la cure est alors la réaction inflammatoire.

Pour terminer ce que nous avons à dire au sujet de la ponc-

---

[1] Société de Chirurgie, séance du 3 avril 1889.
[2] VIᵉ Congrès pour l'avancement des Sciences.

tion aspiratrice, nous ne pouvons mieux faire que de répéter ce qu'a dit M. Segond au cours de la même discussion: La ponction aspiratrice est utile ; elle assure le diagnostic et elle peut guérir un kyste *non suppuré* ; mais ici nous nous séparerons des adeptes de la ponction quand même, nous estimons qu'il convient de ne pas la répéter indéfiniment ; bien des kystes ponctionnés et réputés guéris n'en continuent pas moins leur évolution, en causant de graves désordres. On devra avoir recours à cette méthode, mais à la condition expresse de surveiller le malade et de se tenir prêt à procéder en temps opportun, c'est-à-dire de bonne heure, à une intervention plus énergique.

Il nous reste à parler de quelques procédés qui vont nous servir de transition avec ceux qui constituent notre seconde catégorie, c'est-à-dire avec les méthodes qui permettent d'ouvrir largement le kyste après avoir assuré la formation d'adhérences péritonéales destinées à empêcher tout écoulement dans la séreuse. Nous avons vu que le faible calibre des instruments aspirateurs ne permettait pas, en général, l'issue des hydatides filles contenues dans le kyste, ni celle de sa membrane germinative. On a essayé de remédier à cet inconvénient en employant des trocarts volumineux, mais alors, bien que l'ouverture faite au kyste fût encore produite par un instrument piquant, elle n'était plus punctiforme, et de nouvelles précautions s'imposaient à l'opérateur.

Ponction avec un gros trocart. — Jobert de Lamballe employait à cet effet un trocart à hydrocèle ; cette méthode, d'abord abandonnée comme trop dangereuse, fut reprise par Dolbeau en 1856, mais c'est Boinet qui a fait le plus pour la faire adopter. Cet auteur faisait la ponction avec un trocart volumineux, en suivant les préceptes que nous avons déjà exposés : tant que la canule du trocart était en place, le liquide passait dans son intérieur, et l'on devait attendre que le kyste fût *entièrement* évacué. Alors M. Boinet introduisait dans la canule une

sonde en gomme d'un volume égal à celui de cette canule, et il
retirait cette dernière ; la sonde en gomme était laissée en place,
obstruait par conséquent exactement l'ouverture faite au péritoine et à la paroi kystique et permettait de faire dans la poche
des lavages détersifs ou des injections iodées, et même d'y introduire un crochet mousse destiné à déchirer les hydatides filles
et à en favoriser l'élimination. De plus, cette sonde en gomme
laissée en place plusieurs jours amenait la production d'adhérences qui s'opposaient à la pénétration ultérieure du liquide
kystique dans la cavité péritonéale. Les médecins irlandais suivent une pratique analogue, mais c'est le trocart lui-même qu'ils
laissent dans la plaie.

Double ponction. — C'est encore à Boinet que revient l'honneur de cette méthode, qui constitue, en somme, un grand progrès vers les procédés hardis qui ont été tout récemment préco-
nisés. Dans le cas où, au bout de quelques jours, la sonde était
insuffisante pour évacuer les débris solides contenus dans le kyste,
Boinet l'enlevait rapidement et la remplaçait immédiatement par
un gros trocart courbe avec lequel il opérait, de dedans en
dehors, une contre-ouverture à 5 ou 6 centim. au-dessus de la
précédente ; le mandrin du trocart étant retiré, il introduisait
dans la canule une sonde en gomme fenêtrée sur toute sa longueur et présentant le même calibre qu'elle, enfin il retirait la
canule. Cette méthode a donné de bons résultats, et, contrairement aux méthodes aspiratrices, elle s'adresse surtout aux kystes
riches en hydatides filles et aux kystes à contenu purulent. Enfin,
si ce drainage ne permettait pas une évacuation complète, il ne
tardait pas à se former, au niveau de la seconde ouverture et sur
tout le trajet de la sonde, des adhérences suffisantes, et Boinet
incisait alors le pont qui séparait l'orifice d'entrée de l'orifice de
sortie, et arrivait ainsi au traitement des kystes par l'incision large.
— (Rendu).

En Allemagne, le procédé fut repris sous le nom de procédé de Simon (d'Heidelberg) ; celui-ci faisait, dans la même séance, deux ponctions séparées par un intervalle de 3 ou 4 centim., au moyen de deux trocarts *fins*. Les trocarts étaient laissés en place et devenaient le centre de production d'adhérences qui permettaient la section ultérieure du pont intermédiaire.

Avant de sectionner les tissus, il est d'une importance capitale de savoir si les adhérences sont déjà formées : Simon a donné un moyen de le reconnaître; comme, après la double ponction, il bouchait soigneusement avec de la cire l'orifice des trocarts, il a pu constater que, quand les adhérences étaient formées, le contenu du kyste s'écoulait le long de la canule et que celle-ci restait fixe pendant les mouvements respiratoires ; cet écoulement n'a pas lieu et la canule est mobile dans le cas de non-adhérence.

En France, le professeur Verneuil s'est montré un des plus fervents défenseurs de ce procédé : le manuel opératoire qu'il a conseillé est une combinaison heureuse de la méthode de Boinet et de celle de Simon ; il fait les deux ponctions dans une même séance, mais il emploie deux trocarts volumineux, qu'il remplace, comme le faisait Boinet, par deux sondes en caoutchouc rouge de même calibre ; il sectionne le pont vers le septième jour. La solidité des adhérences n'est pas proportionnelle à l'intensité de la réaction inflammatoire ; il est au contraire à remarquer que, si celle-ci est trop violente, elle peut entraver leur formation.

Kuster [1] a, à son tour, modifié le procédé de Boinet-Simon : il fait la double ponction avec un trocart courbe dont la canule, percée d'un trou au milieu de sa convexité, est laissée en place pendant sept à dix jours. Quand les adhérences sont produites, elle est remplacée par un fil qui sert à jeter une ligature élastique sur les parties molles qui séparent les deux orifices.

[1] Arch. de Langenbeck, 1885.

C'est un procédé analogue aux précédents que celui qu'a employé avec succès M. Bouveret: il s'agit d'un enfant de 16 ans, porteur d'un volumineux kyste débordant l'ombilic. Deux ponctions exploratrices donnent à peine quelques gouttes de liquide contenant des crochets. M. Bouveret eut alors recours à un gros trocart de $0^m,01$ de diamètre, qui permit l'issue d'une grande quantité de liquide purulent contenant 30 ou 40 hydatides ; huit jours après, la canule ayant été laissée en place et les adhérences s'étant formées, l'opérateur fit une incision au bistouri qui permit de vider complètement la poche. Le résultat fut excellent [1].

Ces diverses méthodes ont l'incontestable avantage de faire dans le kyste une large ouverture ; elles ont donné de bons résultats et peuvent rendre encore de signalés services ; si l'on tend aujourd'hui à les abandonner, c'est que, comme nous le verrons plus loin, la chirurgie moderne a des moyens encore plus sûrs et plus expéditifs pour ouvrir largement les kystes hydatiques.

Tous les procédés que nous avons déjà étudiés se proposent de pénétrer directement dans le kyste, sans s'occuper, au préalable, d'établir des adhérences entre les deux feuillets du péritoine: si l'on compte sur la formation de celles-ci, ce n'est que pour une opération complémentaire, qui ne sera exécutée qu'après que le kyste aura été déjà pénétré par un instrument piquant.

Nous allons voir maintenant que les médecins se sont aussi préoccupés d'établir ces adhérences avant de s'attaquer à la paroi elle-même de la tumeur.

[1] Lyon médical, 17 avril 1887.

CHAPITRE II

Méthodes qui se proposent de n'ouvrir le Kyste qu'après avoir préalablement déterminé des adhérences avec la paroi abdominale.

En tête de ces méthodes, nous trouvons la *Méthode des caustiques* ou de *Récamier*, qui appartient toute à l'École française et qui a joui, pendant de longues années, d'une vogue universelle. S'inspirant du procédé qu'employait Graves pour ouvrir les abcès du foie, Récamier imagina la méthode qui consiste à faire des applications successives de caustiques qui détruisent peu à peu la peau, les plans fibro-musculaires, arrivent au péritoine et enfin entament le kyste. Le but était de déterminer ainsi des adhérences intimes entre la paroi abdominale et le kyste, et de permettre de faire dans ce dernier une large ouverture qui rendît possible l'évacuation rapide des hydatides filles et de la membrane germinative elle-même. Ce procédé fut appliqué à la même époque (1825) par Masseau.

Récamier employait, pour attaquer la peau, la potasse caustique; cette matière avait l'inconvénient de pouvoir fuser et de provoquer une eschare plus étendue que celle qu'on se proposait de produire. Aussi fut-elle successivement remplacée par la pâte de Canquoin (Oxyde de zinc 1 partie, farine de froment desséchée 3 parties, chlorure de zinc 4 parties), la pâte de Vienne (Potasse caustique à la chaux 5 parties, chaux vive 6 parties, délayées dans un peu d'alcool à 90°), ou par le caustique de Filhos, qui se compose de dix parties de potasse caustique et de deux parties de chaux vive en poudre, fondues ensemble et coulées dans une lingotière en fer, puis rapidement enfermées dans des étuis de gutta-percha.

L'action des caustiques, agissant de la périphérie vers la tumeur, amène-t-elle la formation d'adhérences solides avant de produire la désagrégation des tissus profonds, et par conséquent répond-elle aux espérances que l'on avait fondées sur elle? Les expériences de Cruveilhier sur les chats, les autopsies de Demarquay[1], permettent de répondre à cette double question par l'affirmative. Demarquay a constaté, en outre, qu'en employant la pâte de Vienne la circonférence des adhérences, d'ailleurs très solides, reproduisait exactement toutes les inégalités de la cautérisation extérieure. Dès le début, on appliquait une couche de pâte de Vienne, on laissait tomber l'eschare, puis on faisait une nouvelle application, et l'on agissait ainsi successivement jusqu'à ce que le caustique eût ouvert le kyste. Ce procédé avait l'inconvénient d'être très long et de condamner le malade à des souffrances très grandes, tout en l'exposant, pendant de longues semaines, aux dangers de la suppuration du kyste et de la péritonite. Aussi, comptant sur ce fait que la production des adhérences précédait la destruction des parties profondes, les chirurgiens essayèrent-ils d'abréger la durée du traitement. Dolbeau faisait dans l'eschare une incision cruciale et arrivait ainsi à ouvrir la poche ; Bégin attaquait d'abord les téguments avec le bistouri et plaçait le caustique au fond de la plaie, qui n'arrivait pas, bien entendu, jusqu'aux derniers plans de la paroi. Demarquay suivit cet exemple (Rendu), et nous verrons plus tard qu'un des procédés conseillés par M. Tillaux se rapproche de cette manière d'opérer. Enfin M. Richet, après avoir fait des applications de pâte de Vienne, puis de chlorure de zinc, ponctionne le kyste, au niveau de l'eschare, d'abord avec un petit trocart destiné à démontrer la solidité des adhérences, puis avec un gros trocart muni d'une

---

[1] Union Médicale, 1867.

canule qu'il laisse à demeure. Cette manière d'agir se rapprocherait beaucoup du procédé du gros trocart, dont nous avons parlé dans la première partie de cette étude ; on voit qu'elle en diffère par l'application antérieure des caustiques destinée à établir des adhérences avant la pénétration du kyste par l'instrument.

Cette méthode des caustiques, plus ou moins modifiée, a joui longtemps d'une grande faveur, et elle est encore employée couramment par les médecins danois (Finsen, Jonassen, etc.). Malheureusement, les adhérences ne se produisent pas toujours avec la même exactitude mathématique que Demarquay paraissait attribuer à leur formation ; au lieu de connexions fibreuses résistantes, il se produit souvent des pseudo-membranes sans consistance, et le moment de l'ouverture du kyste est, comme le dit Rendu, «toujours plein de péril pour le malade et d'angoisse pour le chirurgien[1]».

L'action du caustique est difficile à régler ; nous avons vu qu'une réaction inflammatoire trop vive pouvait nuire à la formation des adhérences, et ce fait mérite d'être pris en sérieuse considération, aujourd'hui même que l'antisepsie a diminué certains dangers. De plus, le point d'application est difficile à déterminer, et l'on a pu voir l'eschare ne pas coïncider exactement avec le siège de la tumeur. C'est ce qui est arrivé, entre autres, à un malade du service de M. Richet, chez lequel l'autopsie démontra que la perte de substance de la paroi ne coïncidait plus avec le point du kyste visé, et que l'ouverture de la cavité péritonéale avait amené une péritonite suraiguë[2].

En résumé, la méthode des caustiques a rendu de grands services à l'époque où l'on n'avait pas les moyens actuels d'ouvrir largement les kystes : elle permettait des lavages détersifs de la poche, elle en facilitait l'évacuation complète, et elle compte à

[1] Art. *Foie*, Dict. de Dechambre.
[2] Turc ; Thèse de Paris, 1881, n° 370.

son actif de brillants succès. Elle doit aujourd'hui céder le pas aux procédés modernes, à cause de la longueur du traitement, de la douleur qu'elle provoque, de la difficulté d'application du caustique, et enfin de l'inégalité de son action au point de vue de la formation des adhérences.

Procédé de Tillaux. — Voici comment M. Tillaux intervient dans le cas de kyste suppuré, réservant la ponction aspiratrice pour ceux qui ne contiennent que du liquide clair : « Endormez le malade; divisez successivement sur la partie culminante de la tumeur, mais autant que possible en dehors du grand droit de l'abdomen, les diverses couches de la paroi abdominale, avec le bistouri, dans l'étendue de 4 à 5 centim. (l'auteur avait d'abord employé, pour obtenir ce résultat, le caustique de Vienne). Arriver ainsi jusqu'à la couche cellulo-graisseuse sous-péritonéale, qu'il faut respecter; introduire ensuite rapidement, comme si c'était un trocart, une flèche de pâte de Canquoin dans le kyste à une profondeur de 4 à 5 centim. et la laisser en place. La flèche doit présenter une longueur d'environ 10 centim., une largeur de 15 millim. dans la partie la plus large; elle sera dure et résistante; l'extrémité qui pénètre dans le kyste doit être effilée et pointue. La flèche ainsi introduite fait bouchon et empêche la sortie du liquide; des adhérences s'établissent rapidement autour d'elle et une eschare se produit. Après quelques jours, l'eschare se détache spontanément et tout le contenu du kyste s'échappe en bloc par une large ouverture..... sans qu'on ait besoin de faire le moindre lavage dans la poche, ni de drainage [1]. »

Comme le dit son auteur, ce procédé est facile, à la portée de tous et il lui a pleinement réussi dans trois cas ; Potherat rapporte aussi une observation dans laquelle Gillette l'a employé avec un plein succès. Cependant cette pénétration du kyste par une flèche de Canquoin sera-t-elle toujours facile à obtenir ?

[1] Tillaux ; Traité de Chirurgie clinique, tom. II, pag. 112, 1888.

Outre la difficulté que l'on pourra avoir à se procurer un caustique bien préparé, ne pourra-t-on voir le kyste, dont la paroi est souvent friable, éclater, se déchirer irrégulièrement, et se vider en partie dans le péritoine ? Après une ponction faite avec une aiguille aspiratrice, M. Segond, pratiquant la laparotomie, constata nettement qu'autour de l'orifice la paroi du kyste présentait des fissures rayonnant assez loin (Potherat) ; il nous paraît que cet accident doit être beaucoup plus à redouter avec une flèche caustique, dont les dimensions et l'acuité ne sont jamais comparables à celles d'un instrument métallique ; et, en effet, M. Tillaux l'a observé dans un quatrième cas, et le malade fut emporté par une péritonite aiguë.

Cette méthode a donc l'avantage d'être d'une exécution facile, mais elle ne peut supplanter les autres, et c'est d'ailleurs ce que reconnaît son auteur, qui n'hésite pas à pratiquer l'incision directe, en y apportant même une heureuse modification.

Le procédé de M. Tillaux aurait dû prendre place parmi les méthodes que nous avons passées en revue dans le chapitre précédent, puisque, en somme, l'opérateur pénètre dans le kyste avant d'avoir produit des adhérences, et qu'il compte sur la flèche de Canquoin pour provoquer des adhérences ultérieures. Mais, comme manuel opératoire, cette intervention se rapproche si intimement de la méthode de Volkmann que nous n'avons pas cru devoir séparer ces deux opérations.

Pour abréger la durée du traitement et les souffrances du malade, nous avons vu que Dolbeau incisait crucialement l'eschare, que Récamier et Bégin commençaient l'incision au bistouri et plaçaient le caustique au fond de la plaie ; ce n'est pas tout. Récamier est le véritable inventeur de l'*incision en deux temps*, méthode par laquelle on ouvre d'abord au bistouri les parties molles jusqu'au péritoine pariétal inclusivement, puis, dans une seconde opération, lorsque des adhérences solides se sont formées, on ouvre largement le kyste, qui est ainsi complètement isolé de la cavité péritonéale. Le malade de Récamier succomba (1825), et c'est alors qu'il eut recours aux applications de caustique. Bégin fut plus heureux en 1830, son malade guérit, et l'auteur laissa son nom à la méthode de l'incision en deux temps. Cependant ce procédé, tout français, n'eut pas de nombreux partisans et ne fut repris que plus tard, alors, il est vrai, que l'antisepsie lui eut donné une sécurité qu'il était loin de posséder entre les mains de ses véritables auteurs. Aujourd'hui, nous sommes loin du temps où Rendu écrivait : « Nous n'indiquerons que pour mémoire un procédé qui est tombé depuis longtemps en désuétude comme irrationnel et dangereux. Il consistait à inciser la paroi du ventre et la poche hydatique, un moyen infaillible d'amener une péritonite suraiguë : la statistique de M. Pajot (1842), montrant que sur sept cas sept fois la mort est survenue, l'a jugé [1]. » L'antisepsie a permis aux chirurgiens de revenir sur ce jugement, et leur hardiesse actuelle ne peut plus être taxée de témérité. La méthode de l'incision en deux temps nous est revenue d'Allemagne sous le nom de méthode de Volkmann.

Méthode de l'incision en deux temps, dite méthode de Volkmann (1877). — Dans une intéressante clinique [2], M. le professeur Heydenreich (de Nancy) décrit ainsi cette opération : « Pour la pratiquer, on fait, si le kyste occupe la face inférieure du foie, une incision d'environ 8 centim., parallèle aux fausses côtes et intéressant toutes les parties molles jusqu'au péritoine. Après avoir assuré l'hémostase, on divise le péritoine pariétal dans toute la longueur de l'incision et l'on bourre la plaie de gaze antiseptique. Au bout de huit à neuf jours, on incise le kyste au fond de la plaie, on le vide de son contenu, on fait un lavage antiseptique de sa cavité et l'on y place un gros drain; on recouvre le tout d'un pansement antiseptique. » Ce procédé a l'incontestable avantage

---

[1] Art. *Foie, in* Dict. de Dechambre.

[2] Semaine médicale, mars 1889.

d'être d'une exécution assez facile et d'exposer le malade à peu
de dangers. En effet, la formation d'adhérences entre les lèvres du
péritoine pariétal et la paroi du kyste semble ne devoir jamais
manquer, et le second temps de l'opération se passera nécessai-
rement dans les meilleures conditions voulues pour que la pénétration du contenu kystique dans la séreuse soit évitée. Il est
cependant un point qu'a relevé M. Heydenreich dans son observation personnelle, et qu'il est bon de bien mettre en lumière. La
malade qu'il opéra était une fillette de 8 ans, portant un kyste, du
volume du poing, situé sur la face inférieure du foie ; après anesthésie chloroformique, l'auteur fit, le 26 novembre 1888, le
premier temps de l'opération, et bourra la plaie de gaze iodoformée chiffonnée ; pas d'accidents, la température n'excéda pas
38°,4. Le 5 décembre, on enleva le pansement pour procéder,
sous le chloroforme, à la seconde partie de l'intervention ; le fond
de la plaie était recouvert d'une couche de bourgeons charnus, et
il paraissait incontestable que ceux-ci étaient étroitement unis à
la surface du foie ; or, il n'en était rien ; ces bourgeons formaient,
en avant du kyste, un diaphragme qui ne présentait avec lui
aucune adhérence, et quand cette couche de bourgeons fut incisée
on vit le foie, parfaitement mobile, suivre les mouvements respiratoires. M. Heydenreich attribue ce défaut d'adhérence à l'asepsie
rigoureuse qui s'est opposée au développement d'une réaction
inflammatoire ; il toucha alors au thermo-cautère les lèvres de la
plaie, bourra celle-ci de gaze iodoformée, et remit à plus tard
l'évacuation du kyste. Le 10 décembre, le foie était très nettement
adhérent, et l'opération se termina sans accidents. La guérison
était complète le 4 mars.

Il ressort de ce fait que le tamponnement à la gaze iodoformée
ne suffit pas toujours pour obtenir les adhérences que l'on se
propose de créer ; nous voyons au contraire qu'un attouchement
léger des lèvres de la plaie avec le thermo-cautère atteint un
double but : il provoque l'irritation nécessaire à la formation des

adhérences et il modère la formation des bourgeons charnus qui pourraient fermer complètement l'incision de la paroi. Lorsque le kyste est enveloppé d'une lamelle de foie plus ou moins épaisse, on peut aussi se servir du thermo-cautère pour en faire l'incision.

Au point de vue de la vie des malades, les résultats donnés par cette méthode sont des plus brillants. Poulet [1] a réuni 11 cas qui ont donné un seul décès, et encore ce décès n'est-il pas sûrement imputable à l'opération. Outre ces faits, M. Heydenreich a pu réunir 10 autres cas, tous suivis de succès, ce qui donne un total de 22 cas ayant fourni 21 guérisons et présentant, par conséquent, une mortalité de 4,5 % seulement.

Tel est le bilan de cette opération, qui mérite incontestablement l'enthousiasme qu'elle a suscité en Allemagne. Est-ce à dire que, comme le veut Heydenreich, elle mérite de reprendre en France, où elle a pris naissance, une place prépondérante? Peut-elle lutter contre le succès toujours croissant de l'incision en un seul temps? La plupart des chirurgiens ne le pensent pas ; M. Segond [2] préfère de beaucoup l'incision en un seul temps, et, à propos du cas précédent, il reproche à ce procédé d'avoir nécessité trois opérations successives et par conséquent d'avoir fait courir au malade trois fois plus de dangers que l'incision en un seul temps. M. Lucas-Championnière préfère aussi cette dernière intervention et réserve le procédé de Volkmann à quelques cas particuliers. C'est que, comme nous allons le voir, la méthode chirurgicale par excellence, l'incision large du kyste, donne tous les jours de nouveaux succès et qu'elle fournit des résultats qui sont au moins aussi beaux que ceux de l'opération précédente, tout en abrégeant considérablement la durée du traitement.

[1] Revue de Chirurgie, 1888.
[2] Soc. de Chirurgie. Séance du 3 avril 1889.

CHAPITRE III

**Méthode qui se propose d'ouvrir directement, en un
seul temps, le péritoine et le kyste : laparotomie.**

Ce procédé constitue actuellement, pour la plupart des chirurgiens, la méthode de choix à appliquer au traitement des kystes
hydatiques du foie. Les magnifiques résultats fournis par la laparotomie dans la cure des tumeurs abdominales en général, et des
kystes de l'ovaire en particulier, devaient faire bénéficier les
hydatides hépatiques d'une intervention qui est presque deve-
nue banale. Ici, en effet, dans une seule séance le chirurgien
ouvre le kyste, il en évacue les hydatides filles, il en lave la paroi et la râcle si le contenu était purulent, il ouvre les poches
multiples si le kyste était multiloculaire ; il peut encore aller plus
loin, réséquer une partie de la poche, et même l'énucléer tout
entière, comme n'a pas craint de le faire M. Pozzi.

Avant d'entrer dans la description de cette opération, nous
dirons quelques mots des divisions que l'on a établies à propos
du siège du kyste. Dans la plupart des procédés précédents, cette
notion était moins indispensable à connaître, et voilà pourquoi
nous l'avons négligée jusqu'ici.

Les kystes hydatiques peuvent en effet occuper différents points
de la masse hépatique: quel que soit leur siège, ils peuvent être *su-
perficiels* et venir, par conséquent, au contact de la paroi ; ils peuvent être plus ou moins partiellement *inclus* dans la glande, et
leur ouverture nécessitera alors l'incision d'une couche plus ou
moins épaisse du tissu du foie (hépatotomie) ; ils peuvent être
enfin si profondément inclus que, pour obtenir l'évacuation facile

de leur cavité trop déclive, il sera nécessaire d'exciser, de réséquer une portion plus ou moins étendue de la lamelle de tissu glandulaire qui les enveloppe (hépatectomie).

Le siège des kystes est naturellement déterminé par le point de l'organe vers lequel ils font leur plus volumineuse saillie, et au niveau duquel, par conséquent, ils sont plus directement accessibles.

M. Terrillon[1] les divise en trois grandes catégories qui comprennent :

« 1° Les kystes antéro-supérieurs développés au niveau de la face antérieure et supérieure du foie et faisant saillie du côté de la cavité thoracique : ce sont les kystes *sous-diaphragmatiques* ou *pleuraux* qui proéminent du côté de la plèvre et réclament un procédé spécial ; 2° les kystes antéro-inférieurs ; 3° les kystes postéro-inférieurs. Ces deux dernières variétés offrent de grandes analogies : ce sont les kystes qui se développent du côté de la cavité abdominale ; on pourrait les appeler aussi kystes *abdominaux*, par opposition avec les kystes pleuraux... Les kystes antéro-inférieurs sont plus fréquents que les kystes postéro-inférieurs ; ceux-ci ont une tendance à proéminer du côté de la région lombaire. On peut donc résumer ainsi les trois variétés de kystes : les kystes pleuraux ou sous-diapbragmatiques, les kystes abdominaux, enfin les kystes lombaires. »

C'est Lindemann qui est le véritable auteur de cette méthode, qui fut exposée, dès 1879, dars la Thèse inaugurale de son élève Kirchner. Voici, d'après Von Puky[2], comment procédait Lindemann : Il incisait la paroi abdominale jusqu'au feuillet pariétal du péritoine inclusivement. Les lèvres de la plaie péritonéale étaient alors suturées à la peau, puis la poche kystique était fixée à la paroi : pour atteindre ce but, deux fils de catgut fort étaient conduits parallèlement à l'incision, d'un angle de la plaie

---

[1] Leçons de clinique chirurgicale, 1889, pag. 401.

[2] Arch. de Langenbeck, 1884 ; traduit par Braine, Thèse citée, pag. 43.

à l'autre à travers la tumeur ; ces fils permettaient ainsi de l'attirer au dehors et, en l'appliquant contre les lèvres de l'incision, d'empêcher la pénétration du liquide dans le péritoine au moment de l'ouverture du kyste qui était faite entre les deux fils ; une fois le kyste vidé, ses bords étaient suturés aux bords de la peau.

Dès 1880, Landau modifia l'opération au neuvième Congrès des chirurgiens allemands : au lieu de compter sur la traction exercée sur les fils pour faire l'occlusion de la cavité péritonéale, Landau, après avoir découvert le kyste, fixe solidement celui-ci par deux points de suture aux angles supérieur et inférieur de l'incision de la paroi. Deux fils sont alors passés dans le kyste et servent à l'attirer au dehors ; au moyen d'une ponction aspiratrice, on enlève une partie du contenu du kyste, et la poche, ainsi affaissée, est tirée le plus possible hors de la cavité abdominale ; on l'incise alors, on la vide complètement et l'on résèque le plus possible de la paroi kystique ; les lèvres de l'incision sont enfin fixées à la paroi abdominale par des points de suture très rapprochés.

Telle est la méthode désignée sous le nom de *Lindemann-Landau*: elle reste l'opération de choix, et, après avoir été d'abord adoptée par les chirurgiens anglais (Lawson Tait, Harley, Hulke, Oliver, Knowley Thornton, etc.), elle a fait son apparition en France avec Terrier en 1885 seulement, et elle compte depuis lors tous les jours de nouveaux partisans.

Occupons-nous d'abord des kystes *abdominaux*, et voyons quelles sont les grandes lignes du manuel opératoire.

Le malade aura d'abord été soumis aux soins de propreté les plus rigoureux : bains savonneux, bains de sublimé, lavage minutieux de tout le champ opératoire avec le savon, puis l'éther ou un mélange d'alcool et d'essence de térébenthine : la peau sera minutieusement brossée. L'opération sera faite dans une salle chauffée comme pour les ovariotomies. Spencer Wells recom-

mande d'opérer les malades dans l'après-midi, afin que leur nuit
ne soit pas troublée par la perspective d'une opération qui va se
faire dès les premières heures du jour ; en France, et notamment
dans les hôpitaux, c'est le matin qu'on opère. Le chirurgien et
les aides se seront entourés de toutes les précautions prescrites
par la méthode aseptique ; les instruments, les pièces de pansement, les éponges, auront été absolument stérilisés : la difficulté d'entretenir les éponges dans un parfait état d'asepsie leur
fait généralement préférer, dans nos hôpitaux, des éponges faites
extemporanément avec des tampons de coton hydrophile mouillés
au préalable pour que des filaments de coton ne restent pas dans
la plaie ; cet inconvénient est encore plus sûrement évité si l'on
a le soin de faire avec le coton une petite masse que l'on entoure
d'un lambeau de gaze antiseptique soigneusement noué au moyen
d'un fil de soie phéniquée. Le nombre exact des éponges devra
être retenu par l'opérateur lui-même, et vérifié après l'intervention.

Le malade étant endormi, il est placé dans le décubitus
dorsal, le chirurgien se place à sa droite, son premier aide en
face de lui.

Faut-il faire, avant l'opération, une ponction exploratrice ?
Non, si le diagnostic est certain ; dans le cas contraire, on la fera
avec les précautions sur lesquelles nous avons déjà insisté.

En quel point doit porter l'incision ? Beaucoup de chirurgiens
sont partisans de la faire sur la ligne blanche, comme pour
l'ovariotomie ; plusieurs l'ont faite en ce point parce qu'ils
croyaient avoir affaire à une tumeur de l'ovaire, ils ont pu constater que l'accès du kyste leur était ainsi parfaitement possible,
et ils ont érigé cette méthode en principe. Cependant beaucoup
préfèrent la pratiquer au point où la tumeur est le plus nettement perceptible, et, suivant le cas, ils la pratiquent verticale et
généralement en dehors du muscle grand droit, ou oblique et
parallèle au rebord des fausses côtes, à trois ou quatre travers

de doigt de ce dernier pour que plus tard la plaie, en se rétrac-
tant, ne vienne pas se dissimuler sous cette paroi osseuse.

On incise alors la peau, les parties sous-jacentes, jusqu'au
péritoine pariétal; l'hémostase complète est assurée au moyen de
pinces à forcipressure; il suffit généralement de tordre les vaisseaux pour empêcher tout suintement sanguin; si ce moyen était
insuffisant, on jetterait sur l'artériole une ligature au catgut fin.
Quand toute hémorrhagie a cessé, le chirurgien pince le péritoine,
y fait une légère ouverture et, y introduisant une des branches des
ciseaux, il le sectionne en se servant de son index gauche comme
guide et comme moyen de protection des parties profondes.
Une fois le péritoine incisé, on a la tumeur sous les yeux. L'aspect
de celle-ci varie suivant que c'est la poche elle-même qui se présente, ou suivant que le kyste est recouvert par une couche plus
ou moins épaisse de tissu hépatique. Dans le premier cas, il est
blanc jaunâtre, quelquefois nacré, ou présentant un aspect carti-
lagineux; dans le second cas, il est plus ou moins violacé ou brun
rougeâtre. Cette inspection permet en outre de voir s'il existe, dans
le champ opératoire, des adhérences plus ou moins nombreuses,
et le chirurgien complétera immédiatement cette notion en introduisant deux doigts ou même toute la main dans le ventre, et en
essayant de parcourir ainsi toute la surface de la tumeur; cette
investigation indiquera, en outre, le siège exact de la tumeur
et montrera si elle est unique, etc. Dans le cas où toute la portion accessible du kyste est adhérente, il est évident que celui-
ci aura été sectionné du premier coup, puisque le péritoine
pariétal n'aura pu être séparé du feuillet viscéral; mais alors
cette disposition même empêchera toute pénétration de liquide
dans la cavité séreuse.

Si l'on essayait alors de saisir le kyste avec des pinces pour
l'attirer au dehors, la poche, distendue, n'offrirait pas assez de
prise ou elle éclaterait sous l'action de l'instrument. C'est pour
cela qu'il faut évacuer une partie du liquide, de manière à ce que

la paroi s'affaisse et devienne plus facilement saisissable. On se
sert habituellement d'un fin trocart aspirateur, quelquefois de
l'aspirateur grand modèle qui a été construit pour les kystes de
l'ovaire avec le trocart spécial de Lawson Tait, muni de griffes qui
serrent la poche autour de la canule et permettent ensuite d'entraîner cette poche au dehors. On peut employer tout simplement, comme l'a fait M. Tédenat, un trocart à hydrocèle : il
suffit dans tous les cas d'entourer soigneusement tout le pourtour de l'incision avec des éponges plates ou des blocs de coton
hydrophile destinés à absorber le peu de liquide qui pourrait
s'écouler entre la canule et l'ouverture du kyste. Quand une certaine quantité de liquide a été évacuée, on peut saisir la poche
avec des pinces, et on l'attire doucement au dehors en se mé-
fiant de la friabilité quelquefois très considérable de cette poche.
C'est alors seulement qu'on retire la canule, et l'on ferme l'orifice
qu'elle avait produit au moyen d'une pince à forcipressure.

Il faut maintenant fixer le kyste de façon qu'il ne puisse pas
se déplacer et se vider dans le péritoine; nous avons vu que
Landau le fixe, par deux points de suture profonde, aux angles
supérieur et inférieur de l'incision : on peut se servir pour cela
d'une aiguille tubulée qui traverse d'abord la lèvre gauche de
l'incision, puis le kyste, puis la lèvre droite, et dans laquelle on
fait passer un fort fil d'argent ; l'aiguille courbe de Reverdin et un
fil de soie n° 4 donneraient le même résultat. Tillaux a conseillé [1]
de fixer le kyste aux lèvres de la plaie, sur tout leur pourtour,
et de n'ouvrir la poche qu'après l'avoir soigneusement affrontée
avec la paroi abdominale; il applique, en somme, le mode de
suture employé par Nélaton pour l'entérotomie ; nous verrons
que dans un cas M. Tédenat a suivi ce procédé ; mais il s'agissait d'un kyste recouvert d'une couche de tissu hépatique dont la
résection n'était pas indispensable ; dans les cas, au contraire,

---

[1] Traité de Chirurgie clinique, 1888, tom. II, pag. 112.

où la poche est à nu, il peut être avantageux d'en réséquer le plus possible, et par conséquent sa suture préalable n'est pas à conseiller.

Quand la poche est ainsi entraînée hors de la cavité abdominale et qu'elle est fixée d'une façon plus ou moins complète, pendant que des aides protègent toujours le péritoine au moyen des éponges plates, le chirurgien incise le kyste dans toute l'étendue de la plaie pariétale ; les lèvres du kyste sont saisies avec des pinces, elles sont autant que possible retournées en dehors, et l'évacuation complète du contenu se fait sans danger pour la cavité séreuse.

C'est à ce moment que la question de résection de la poche se pose ; si le kyste est maintenu par des adhérences multiples, cette résection est impossible; mais si, au contraire, le kyste se laisse facilement attirer au dehors, il paraît avantageux d'en réséquer le plus possible. M. Reclus insiste cependant sur ce fait que cette résection ne hâte pas la guérison et que la durée de la cicatrisation n'est nullement proportionnelle au volume de la poche : néanmoins, cette résection est dans certains cas très utile: c'est lorsqu'elle permet de diminuer la déclivité du kyste et par conséquent d'en favoriser l'évacuation complète ; on la fera alors avec des ciseaux, en attirant peu à peu le kyste et en prenant grand soin de ne pas tirer trop violemment sur la poche, qui est quelquefois d'une extrême friabilité. On devra éviter de faire porter la section sur les points trop minces, ou sur certaines plaques cartilagineuses et calcaires, qui offriraient peu de résistance lors de l'application des fils.

Il faut maintenant fixer les bords de l'incision du kyste à la plaie pariétale. A cet effet, on emploie en général une série de points de suture qui traversent toute l'épaisseur du kyste, les plans musculo-aponévrotiques de la paroi et enfin la peau; ces points de suture doivent être suffisamment rapprochés pour rendre aussi complet que possible l'affrontement du kyste et de la paroi; il est souvent nécessaire de compléter cette occlusion de la cavité péritonéale en plaçant à chacun des angles de la plaie pariétale un ou deux points de suture ordinaire ou de fortes broches, qui diminuent ainsi l'étendue de l'incision.

M. le professeur Tédenat emploie, pour ce temps de l'opération, un mode de suture particulier : chaque point de suture est placé de la manière suivante : l'aiguille traverse la peau, les plans profonds, le péritoine pariétal, et elle arrive sur la paroi du kyste; l'aiguille est alors conduite dans l'épaisseur de cette paroi, sans la traverser vers l'intérieur du kyste, la pointe est ramenée en dehors à un ou deux centimètres de son point de pénétration, et enfin elle traverse de nouveau le péritoine pariétal, les plans musculo-aponévrotiques et la peau, en procédant, cette fois, de dedans en dehors.

Il résulte de ce fait qu'une fois l'anse passée, le fil vient ressortir dans la peau à 2 ou 3 centim. de son point d'entrée, et qu'en serrant ce fil le plein de l'anse affronte très exactement, et sur une certaine étendue, le feuillet viscéral du péritoine, au feuillet pariétal; de plus, la poche kystique n'étant point traversée par l'aiguille, les liquides ne peuvent pénétrer par les points de suture sur le trajet des fils, et les chances de réunion sont encore ainsi augmentées. Il est évident que pour que cette manœuvre réussisse, la paroi du kyste doit présenter une certaine épaisseur; si celle-ci était trop mince, on ferait autant que possible porter les points sur les portions du foie qui avoisinent la tumeur. Dans les quatre cas où M. Tédenat a essayé cette suture, il est toujours parvenu à l'exécuter. Si sur certains points l'affrontement n'était pas parfait, quelques points de suture ordinaires viendraient le compléter.

Pour terminer l'opération, il suffit d'exécuter dans la poche, désormais isolée du péritoine, des lavages abondants, soit avec l'eau simplement bouillie, soit avec une solution phéniquée faible, ou sublimée au 1/2000. Qu'arriverait-il si, au cours de l'opération, du sang ou du contenu liquide du kyste s'était épanché dans le péritoine ? On devrait immédiatement agrandir au besoin l'incision pariétale et procéder à la toilette du péritoine en faisant passer sur la séreuse de véritables torrents de liquide; ici, c'est l'eau bouillie et tiède qui devrait avoir la préférence.

L'opération est terminée, il ne reste plus qu'à procéder au pansement; on assure l'évacuation de la poche, surtout si elle est très déclive, par des drains plus ou moins volumineux pénétrant jusque dans sa profondeur ; cette conduite est surtout indiquée lorsque le contenu était déjà purulent au moment de l'intervention.

Dans l'observation souvent citée de P. Reclus [1] et dans laquelle l'incision du kyste donna issue à 9 litres de pus fétide, le drainage fut effectué au moyen de 5 tubes disposés en flûte de Pan. Quel que soit le nombre de tubes employés, on ne devra pas négliger de faire, dans la poche et autour des tubes, un bourrage lâche avec des languettes de gaze iodoformée; cette mesure permet de retirer ultérieurement la gaze au fur et à mesure que la poche se rétrécit, et le pouvoir antiseptique de cette matière est incontestable. Il nous souvient, à ce sujet, d'avoir vu, dans le service de M. Tédenat, suppléé par M. le professeur agrégé Forgue, une malade chez laquelle on avait fait la résection du maxillaire supérieur gauche; l'énorme cavité résultant du traumatisme opératoire fut bourrée de gaze iodoformée, et celle-ci resta en place pendant *vingt et un jours*; au bout de ce temps, la gaze avait conservé son aspect et ne présentait aucune odeur désagréable, bien que le tampon fût en communication directe avec la cavité buccale et que ses couches les plus superficielles fussent imprégnées de salive et de débris alimentaires.

On place enfin sur la plaie quelques couches de gaze iodoformée, on les recouvre d'un gros bloc de coton hydrophile ; enfin une large feuille de coton ordinaire entoure le corps du malade et est fixée à l'aide d'un bandage de corps.

[1] Gazette hebd. de Méd. et de Chir., 9 avril 1886.

Les jours qui suivent l'opération, le liquide qui s'écoule est souvent fortement teinté de bile; cette bile vient de ce que, sur la surface interne du kyste, on observe souvent des canalicules biliaires assez volumineux, canalicules dont la lumière était fermée par la pression intrakystique et qui laissent s'écouler leur contenu dès que cette pression a été supprimée par l'ouverture de la tumeur; l'écoulement bilieux a été très abondant chez l'opéré de Reclus, et ce n'est que lorsqu'il a cessé que le malade a repris de l'embonpoint. Le liquide présente enfin parfois une odeur fécaloïde assez prononcée; ce phénomène n'a aucune signification fâcheuse et paraît dû à la décomposition des éléments de la bile (Valentin).

Tel est le manuel opératoire de la méthode par incision en un seul temps que l'on peut désigner de la façon suivante : *Traitement des kystes hydatiques du foie par la laparotomie* (Terrillon).

Nous pourrions ici reproduire un grand nombre d'observations relevées chez les auteurs; nous nous contenterons de rapporter les observations inédites que nous a fournies M. le professeur Tédenat, et nous verrons que quelques-unes d'entre elles présentent des particularités intéressantes sur lesquelles nous aurons soin d'insister.

OBSERVATION II (inédite[1]).

Kyste hydatique multiloculaire du foie. — Incision en un temps de plusieurs poches intra-hépatiques occupant le côté droit de la ligne médiane. — Trente-sept jours plus tard, opération en deux temps du côté gauche de la ligne médiane. — Péritonite suppurée mortelle. — A l'autopsie, grand nombre de kystes occupant tout le foie.

Antoine Par..., 35 ans, musicien, habitant Marseille, entre le 5 juin 1888 à l'hôpital Saint-Éloi, salle Saint-Jean, n° 10, dans le service de M. Tédenat.

[1] Nous ne saurions trop remercier notre Maître M. Tédenat, qui a bien voulu rédiger lui-même les Observations qu'il nous a données.

Le père est mort âgé de 64 ans, après avoir toujours joui d'une bonne santé ; la mère a une ostéite chronique suppurée du tibia. Sur neuf frères ou sœurs du malade, six sont morts en bas âge, une sœur est phtisique, un frère bien portant.

Le malade a eu des accidents scrofuleux (ophtalmies, ganglions engorgés), n'est pas sujet aux rhumes. Pendant trente-trois mois de service militaire, il a eu trois érysipèles. Il est nerveux, maigre, élancé, n'a pas fait d'excès alcooliques. Depuis une quinzaine d'années, Antoine P... a deux chiens avec lesquels il vit en grande intimité, les faisant boire dans son verre, ce qui est une condition étiologique à noter.

Il y a deux ans, constriction épigastrique sans vomissements ni ictère, dégoût pour tous les aliments. Cela dura quelques semaines.

Il y a un an, le ventre commença à grossir ; de temps en temps, vomissements, diarrhée. Depuis deux ans, le malade éprouve dans la région lombaire droite une pesanteur habituelle avec sensation fréquente de douleur brûlante. L'appétit est médiocre, sans dégoût spécial pour les matières grasses ; digestion lente, sans vomissements. Selles régulières, de coloration normale. La miction a lieu trois à quatre fois dans le jour, presque jamais la nuit ; l'urine a son aspect normal. Jamais d'œdème aux extrémités, d'épistaxis ou d'urticaire.

Le ventre est distendu par une tumeur qui occupe l'hypochondre droit, la région lombaire, longe les deux tiers externes de l'arcade crurale et atteint la ligne verticale axillaire gauche à cinq travers de doigt au-dessus de l'épine iliaque antéro-supérieure gauche. Cette tumeur a son maximum de saillie dans l'hypochondre droit et dans la région épigastrique. Elle a 39 centim. de dimensions verticales, 59 de dimensions transversales. Intestin refoulé en bas et à gauche de la tumeur dans la fosse iliaque gauche. La matité de la tumeur se confond avec celle du foie et remonte jusqu'au mamelon. A sa surface se dessinent cinq ou six grosses bosselures présentant une fluctuation variable qui ne se transmet pas d'une poche à l'autre. Frémissement hydatique très net dans la fosse iliaque et dans le flanc gauche où sont de grands kystes.

Respiration gênée par le volume de la tumeur.

6 juin. Ponction aspiratrice dans la plus grande poche du flanc droit : deux tiers de litre de liquide clair comme de l'eau, renfermant une grosse vésicule ; la canule est certainement oblitérée par d'autres

vésicules, car on rétablit à plusieurs reprises l'écoulement en passant le mandrin. — Gaze iodoformée sur le point de ponction.

7. Aucune réaction ; pas d'urticaire.

11. On ne sent plus le frémissement hydatique dans la poche ponctionnée. — Grand bain avec 15 gram. de sublimé.

12. Purgatif salin. Lavement glycériné le soir.

13. A cause de la multiplicité des poches et surtout de l'énorme volume des vésicules filles, M. Tédenat s'est décidé à pratiquer la laparotomie, espérant atteindre dans une première opération les kystes du côté droit, dans une seconde ceux du côté gauche. — Incision de 12 centim. à quatre travers de doigt de la ligne médiane, finissant en bas à 2 centim. au-dessus de la ligne transverse ombilicale. Quelques vaisseaux sont saisis avec des pinces à forcipressure. Incision du péritoine ; chaque lèvre est prise par quatre pinces de Kocher formant collerette. On voit alors une masse brunâtre faisant forte saillie dans la plaie et fluctuant. — Ponction. Quand l'écoulement d'un peu de liquide a rendu cette poche moins tendue, M. Tédenat la saisit, l'attire et la fixe par quinze points de suture au péritoine pariétal et à la peau. Incision de la poche, dont la paroi est constituée par du tissu hépatique (1 centim. d'épaisseur). Il s'écoule trois quarts de litre d'un liquide jaunâtre contenant un grand nombre de vésicules épaisses teintées fortement par la bile.

La limite inférieure de cette poche correspond à l'union des deux tiers supérieurs avec le tiers inférieur de l'incision. Au niveau de ce tiers inférieur fait saillie une grande poche qui est incisée avec le thermo-cautère; il s'écoule un litre de liquide très clair avec des vésicules.

Ces deux poches superficielles sont donc superposées dans le sens vertical et séparées l'une de l'autre par une cloison mitoyenne formée par la substance hépatique, et épaisse de 1 à 2 centim., selon les points.

En nettoyant avec les doigts la poche supérieure, M. Tédenat s'aperçoit que son fond est bombé et fluctuant; il conclut que le fond est la paroi d'une cavité et l'incise avec le thermo-cautère sur une longueur de 3 centim. Il s'écoule trois quarts de litre de liquide gris jaunâtre, avec des vésicules fortement jaunies par la bile.

La même chose est faite pour un kyste contenant un litre dont la paroi était mitoyenne avec la poche inférieure. Ayant ouvert, vidé,

7

nettoyé ces quatre grandes cavités contenues dans l'intérieur du foie, M. Tédenat s'arrêta. — Lavages au sublimé à 1/3000. Tamponnement mou des quatre poches avec la gaze iodoformée. Le malade est assez fatigué, tant par l'hémorrhagie, bien qu'elle n'ait pas été considérable, que par la quantité de chloroforme. Son état n'inspire pourtant aucune crainte sérieuse. — Potion avec 100 gram. de Garus et X gouttes de teinture thébaïque.

14. Réaction régulière, nuit assez bonne. Aujourd'hui, pouls à 96. Temp. 37°,4 le matin, 37°,9 le soir. Peu de douleurs; facies pas mauvais. Deux ou trois vomissements.— Lait glacé. Eau gazeuse glacée.

15. Nuit assez bonne. Langue blanche, n'a pas vomi, n'a pas souffert, pas de selles. Urine 800 gram. Pouls à 100. Temp. 38°,5, 37°,3.

16. Le malade se sent bien. Pouls à 100. Pas de selles, langue blanche. Temp. 37°,7, 37°,6.

17. Même état. 38°,3, 37°,4. Pas de douleurs. Pansement changé. Pas de pus. Tamponnement lâche des poches avec la gaze iodoformée.

18. Purgatif salin. Selles abondantes. Le malade se sent bien. Temp. 38°, 37°,6.

19-20. Même état.

21. Pansement. La plaie se rétrécit. Suppuration légère. Lavage abondant au sublimé au 1/2000. Enlèvement des points de suture. État général satisfaisant. Temp. 37°,4, 37°,6.

22. Même état. 37°,3, 37°,5. Constipation. Lavement purgatif.

26. État général bon ; la température n'a pas atteint 38°. Le malade prend deux litres de lait. Aujourd'hui, pansement. La plaie se rétrécit; rétraction considérable des poches; l'inférieure seule suppure, assez abondamment du reste.

4 juillet. Pansement. État général et état local excellents.

6. Pansement. Poches très réduites, très peu de pus.

10. Pansement. Les poches ont à peine les dimensions d'un dé à coudre ; le malade n'a pas de fièvre et se nourrit bien.

17. Le malade va bien ; dépression insignifiante, suppurant à peine pour salir un peu le pansement tous les quatre ou cinq jours.

19. M. Dubrueil passe, sur la partie la plus saillante d'une tumeur occupant le côté gauche de la ligne médiane et présentant le frémissement hydatique, quatre aiguilles portant chacune un fil de soie phéniqué. Entre ces aiguilles est limité un carré de 3 centim. de côté. Ces fils resteront vingt-quatre heures en place; ils sont destinés à

produire des adhérences, grâce auxquelles l'incision du kyste se fera hors de la cavité péritonéale.

20. Le malade a beaucoup souffert, probablement par suite de l'étranglement de la peau par les sutures; pas de vomissements, pas de fièvre (37°,5). Incision cruciale au thermo-cautère dans la région limitée par les points de suture. Par cette incision à peine suffisante pour l'introduction du petit doigt, s'écoulent 200 gram. de liquide citrin sans vésicules; la poche s'affaisse. Après exploration avec la sonde cannelée, issue de l'épiploon. Y a-t-il eu perforation de la poche par la sonde cannelée ou décollement des adhérences à la suite du retrait du kyste?

22. Surviennent des accidents péritonitiques; douleurs, pouls à 120, faciès grippé.

25. Vomissements, hoquet, douleurs vives. Temp. 38°,5. Pouls 140. Agitation.

1er août. Langue sèche, vomissements, hoquet, agitation, et le malade succombe au milieu de ces symptômes.

A l'autopsie, outre les signes d'une péritonite généralisée suppurée, on constate que les poches kystiques ouvertes dans la première opération étaient réduites à une cavité toute petite. Le foie tout entier était occupé par un grand nombre de kystes qui auraient certainement entraîné, à bref délai, la mort du malade.

Cette observation montre bien l'excellence de la laparotomie; nulle autre méthode n'aurait permis l'ouverture successive de *quatre* grandes poches kystiques séparées les unes des autres par des cloisons de tissu hépatique. Ce tissu, incisé à plusieurs reprises, n'a pas donné d'hémorrhagie abondante.

OBSERVATION III (inédite).

(Recueillie par M. RAUZIER, alors interne dans le service de M. Tédenat.)

Kyste hydatique du foie révélé par une contusion. — Laparotomie et excision partielle du kyste faites en pleine péritonite. — Neuf jours après l'opération, fistule stercorale qui dure trois semaines. — Guérison complète.

X..., âgé de 19 ans, de bonne constitution, s'est toujours bien porté. Le 24 septembre 1888, une charrette non chargée lui passe sur la moitié droite du ventre et du thorax. Pas de signes immédiats de grandes lésions viscérales; le malade garde le lit, souffrant peu, affaibli, moulu. Son ventre, dans la région du foie, augmente peu à peu de volume; pas d'ictère, pas de prurit, pas d'urticaire. Vers le quinzième jour après l'accident, vomissements fréquents avec douleurs lancinantes ayant leur maximum dans le flanc droit, d'où elles s'irradient vers l'ombilic.

Le 22 octobre, X... entre à l'hôpital Saint-Éloi. Il est pâle, les traits du visage sont tirés par la souffrance; pouls à 90, petit. On constate une tumeur faisant saillie étalée à l'hypochondre droit, atteignant la ligne médiane jusqu'à deux travers de doigt au-dessous de l'ombilic. La matité de la tumeur se continue avec celle du foie, qui remonte à 2 centim. au-dessous du mamelon. Cette tumeur est rénitente, vaguement fluctuante, sans frémissement. Les vomissements sont fréquents, pas d'ictère, pas de dégoût pour les aliments, pas de douleurs dans l'épaule droite. Urines et selles de coloration normale. MM. Forgue et Tédenat hésitent dans leur diagnostic entre un épanchement sanguin enkysté et un kyste hydatique enflammé à la suite du traumatisme.

27. Ponction aspiratrice après lavage complet de la région et flambage du trocart. 660 gram. de liquide transparent, légèrement rosé, ne contenant pas de crochets ; globules rouges assez nombreux. Sa densité est de 1008, pas d'urée. $6^{gr},3$ de chlorures et $1^{gr},50$ d'albumine par litre. Léger dépôt floconneux après vingt-quatre heures. La sonorité reparaît en grande partie après la ponction.

28. Quelques vomissements, douleurs abdominales. Une selle. Pouls à 100. Temp. 38°,3.

29. Dans la soirée, vomissements très abondants. — Extrait gommeux d'opium 0,05.

30. Ventre ballonné, douloureux. Vomissements fréquents, blanc jaunâtre. Pas de hoquet, pouls rapide. Le liquide paraît s'être reproduit. — 0,10 extrait gommeux d'opium.

31. Même état. Constipation.

1er novembre. Vomissements. Pouls rapide, temp. 38°,6. Douleurs vives dans le ventre. Constipation.

2. Vomissements répétés, ventre ballonné. Facies grippé, langue rouge à la pointe. Oppression. Pas de selles. — Lavement glycériné. 2 gram. de naphtol.

3. L'état s'est aggravé. M. Tédenat, qui a pris le service hier, se décide, vu la péritonite en voie d'aggravation, à pratiquer la laparotomie.

Chloroformisation après injection sous-cutanée de morphine et atropine. Asepsie complète du champ opératoire. Incision de 10 centim. au bord externe du droit antérieur. La tumeur se présente recouverte par le côlon ascendant, qui est fixé, aplati sur elle par des fausses membranes ponctuées de nombreux îlots purulents sur toute la longueur de l'incision et au delà. Le côlon est désinséré par son bord externe au moyen de la sonde cannelée, de la pulpe du doigt et refoulé en dedans. La tumeur se présente bien sur toute la longueur et toute la largeur de la plaie, dont les lèvres sont méthodiquement écartées. Elle est recouverte par le tissu hépatique qui, légèrement sclérosé, lui forme une capsule dont l'épaisseur varie de 1 à 3 centim. selon les points. — Ponction avec un trocart à hydrocèle; la poche, moins tendue après évacuation partielle de son contenu, est saisie de chaque côté de la ponction avec deux pinces de Kocher et amenée à niveau du plan de la paroi abdominale. Incisé sur une longueur de 7 ou 8 centimètres, le tissu hépatique saigne peu. Évacuation de débris pseudo-membraneux grisâtres et d'un liquide floconneux mélangé d'un peu de pus. La cavité est grande (2 litres au moins) et unique. Dissection de la poche avec les doigts et les ciseaux fermés. Excision d'un manchon long de 6 centim. après application d'une quinzaine de points de suture reliant le kyste au péritoine pariétal, aux plans musculaires et à la peau. La poche est alors abondamment lavée avec une solution chaude de sublimé à 1/2000. Grattage de la face interne avec des éponges en coton. Bourrage lâche avec de la gaze iodoformée.—Pansement antiseptique. Une dizaine de ligatures au catgut ont été posées sur les vaisseaux de la paroi abdominale ou sur les adhérences très vasculaires qui fixaient le côlon au foie. Le tissu hépatique, sectionné au thermo-cautère, a peu saigné.

> Potion : Teint. thébaïque............ X gouttes.
> Garus...................... 40 gram.
> Julep...................... 110 —

Douleurs et énervement dans la journée. Pas de vomissements, pas de miction. Le cathétérisme donne, le soir, une faible quantité d'urine.

4. Matin, temp. 37°. Pouls 128, dépressible. Peu de douleurs. Soir, temp. 37°,3. Pouls 136. Toute la nuit vomissements bilieux.

5. Vomissements répétés dans la journée. Facies tiré. Temp. 37°,7. Pouls 130. Respirat. 30.— Champagne frappé. Glace.

6. Journée mauvaise. Vomissements verdâtres, hoquet. Pouls filiforme à 112. Temp. 38°. Douleurs vives limitées à la région opératoire. Pas de selles.

7. Pansement changé. Pas de pus, peu de ballonnement. Gargouillements intestinaux. Vomissements verdâtres. M. Tédenat ordonne l'eau de Janos, qui sera prise tiède par demi-verres à bordeaux toutes les demi-heures.— Champagne. Temp. 37°,9. Pouls 104.

8. L'eau de Janos a été bien supportée et a produit des selles abondantes dans la nuit dernière. Les vomissements sont arrêtés, les douleurs spontanées ou à la pression sont presque nulles. Ballonnement disparu. Amélioration considérable. Temp. 37°,5. Pouls 92.

9. Nuit bonne. Pas de vomissements. Physionomie calme. Eau de Janos continuée. Demi-verre à bordeaux toutes les deux heures. Pansement. Plaie en bon état. — Lait un litre. Le malade demande des aliments solides.

10, 11, 12. Le malade va très bien. Pas de vomissements, pas de douleurs, pas de fièvre.— Bouillon et lait.

13. Bien. Pansement changé. Ablation des points de suture. Matière fécaloïde liquide sur les pièces de pansement. Y aurait-il perforation de l'intestin? Selles régulières par l'anus.

14. État général bon. Matières fécaloïdes dans la plaie très peu abondantes. Plaie de bon aspect.

Jusqu'au 25, on trouve tous les jours un peu de matière fécaloïde. Aujourd'hui, dans la plaie, gros ascaride vivant. Dégoût des aliments attribué à un peu d'intoxication par l'iodoforme. Poche petite, granulant bien. Pas de douleurs. État général bon.— Gaze salicylée.

1er décembre. Depuis deux jours, plus de matières fécaloïdes dans la plaie, très réduite, suppurant peu.

7. Il n'y a plus, depuis dix jours, de matières intestinales dans la plaie, qui suinte modérément. Bon appétit; le malade engraisse à vue d'œil.

Le 10 janvier, le malade quitte l'hôpital. Sa plaie est totalement cicatrisée depuis une quinzaine de jours. La cicatrice est ferme et légèrement déprimée. Aucune menace d'éventration. Santé parfaite et embonpoint remarquable.

Ici encore l'excellence du procédé opératoire choisi est démontrée jusqu'à l'évidence : l'incision large de la paroi a permis de reconnaître, à la surface du kyste, la présence du côlon ascendant aplati et fixé par des adhérences ; la méthode des caustiques aurait certainement amené l'ouverture de cet intestin, dont rien, à la percussion, ne révélait la situation. De plus, nous voyons que l'opération a été suivie d'un plein succès, bien qu'elle ait été pratiquée en pleine péritonite ; cette complication si grave, loin d'être une contre-indication, doit, au contraire, décider le chirurgien à opter pour l'incision en un seul temps, et la méthode de Volkmann, par sa lenteur, aurait certainement laissé le malade succomber aux progrès de la péritonite dont on a nettement constaté les lésions.

Il est enfin, dans cette observation, une particularité intéressante au point de vue de l'étiologie des kystes hydatiques du foie.

M. Kirmisson, dans un Mémoire consacré à l'étude de l'*Influence du traumatisme sur le développement des kystes hydatiques* [1], rappelle que déjà Davaine avait rapporté un certain nombre de faits dans lesquels l'apparition d'un kyste hydatique avait été précédée d'une contusion, d'une commotion ou d'un effort. Boncour [2] réunit de nouveaux faits et il essaye d'expliquer ce phénomène par les motifs suivants : un traumatisme peut produire, soit un épanchement sanguin, soit une fracture, soit un mouvement fluxionnaire ; dans les deux premiers cas, il n'est pas surprenant que des œufs d'échinocoque s'échappent des vaisseaux sanguins en même temps que les globules rouges, et viennent s'enkyster dans les tissus ; il est moins facile d'admettre qu'un simple mouvement fluxionnaire atteigne le même résultat.

Danlos (Paris, 1879), Duvernoy (1879), citent de nouvelles observations ; mais dans la plupart de ces cas le traumatisme était

[1] Arch. génér. de Médecine, novembre 1883.
[2] Th. de Paris, 1878.

de plusieurs années antérieur au développement de la tumeur.
M. Kirmisson a observé un fait qui présente avec le nôtre une
frappante analogie : il s'agit d'un homme qui reçut dans l'hypochondre droit un violent coup de pied de cheval : il perdit con-
naissance et fut apporté à l'hôpital Baujon, dans le service de
M. Labbé, alors suppléé par M. Bouilly, *deux jours* après l'accident.
Le malade affirme que dès cet instant la tumeur s'était produite,
et qu'elle n'avait plus augmenté jusqu'au moment où il vint se
faire soigner par M. Kirmisson. Dans notre cas aussi, nous voyons
que, moins d'un mois après l'accident, on constatait une tumeur
que le malade n'avait jamais sentie auparavant, et ici, comme
dans le cas de M. Kirmisson, le diagnostic pouvait hésiter entre
un kyste hydatique et un épanchement sanguin enkysté du péritoine. Ce fait vient à l'appui des conclusions de M. Kirmisson,
qui admet que le traumatisme peut agir de deux façons : il peut
faire éclore la tumeur ou imprimer à une poche préexistante un
rapide développement ; c'est évidemment, dans son cas comme
dans le nôtre, de la seconde manière que le traumatisme a agi.

Au sujet de l'influence du traumatisme, nous pouvons aussi
rapprocher de ces faits notre Obs. ɪ.

Enfin, pour compléter encore l'analogie qui existe entre les
deux cas, à la suite d'une ponction aspiratrice incomplète, le
malade de M. Kirmisson présenta de la fièvre pendant quatre
jours (38°,9), et au bout de quelques jours son kyste s'ouvrit
directement dans l'intestin ; nous avons vu que, neuf jours après
l'opération, une fistule stercorale s'était également produite chez
le malade de M. Tédenat, mais ici la présence, dans la plaie,
d'un gros ascaride vivant n'a peut-être pas été tout à fait étran-
gère à cette perforation.

OBSERVATION IV (inédite).

Kyste hydatique du foie. — Ponction donnant issue à 1/4 de litre de liquide, la canule s'obstruant à plusieurs reprises. — Accidents péritonitiques légers. — Dix jours après, laparotomie. — Excision partielle de la poche. — Suture du restant à la paroi. — Drainage. — Guérison.

Zoé B..., âgée de 35 ans, domestique, née à Perpignan, de constitution robuste. Réglée à 13 ans, régulièrement tous les mois pendant quatre jours. Santé bonne. Rien à noter dans les antécédents de famille.

Depuis 1883 (juin-juillet), la malade se plaint de digestions lentes avec palpitations de cœur, d'accès de gastralgie revenant de temps en temps, d'une douleur sourde habituelle dans l'hypochondre droit. Jamais de vomissements ou d'ictère. — Les amers, les eaux de Vals, du Boulou, la pepsine, ont été employés sans bénéfice appréciable.

Le 10 décembre 1884, elle put constater du gonflement du ventre. Un médecin, consulté, l'attribua à la dyspepsie flatulente et conseilla des prises de bismuth et de charbon de Belloc.

Le 8 août 1885, le Dr Estorc, consulté pour la première fois, diagnostiqua un kyste hydatique du foie, se basant sur le siège de la tumeur qui débordait les fausses côtes et sur la constatation du frémissement hydatique. La malade refusa la ponction aspiratrice proposée.

Le 4 novembre 1885, M. Tédenat vit la malade en consultation avec le Dr Estorc; la tumeur avait augmenté de volume, la respiration était un peu gênée. Digestions pénibles. Douleur assez vive à l'épigastre et dans l'hypochondre. Voussure saillante de l'épigastre jusqu'à l'ombilic. La matité hépatique remontait jusqu'au quatrième espace intercostal sur la ligne axillaire. Tumeur fluctuante dépassant de six travers de doigt le rebord des côtes et faisant une saillie très nette. Frémissement hydatique incontestable.

5. Purgatif salin. Le soir, à quatre heures, ponction avec le trocart moyen de Potain. Aspiration d'un quart de litre de liquide clair comme de l'eau. Le trocart dut être réintroduit à trois reprises par la canule qui s'oblitérait. La tumeur avait subi une diminution peu appréciable dans son volume. — Occlusion avec ouate et collodion.

6-7-8. Douleurs lancinantes tout autour de la ponction. Pouls petit, rapide (100) ; quelques vomissements, un peu de tension du ventre douloureux à la pression au niveau de la tumeur.

16. MM. Tédenat et Estorc proposent la laparotomie par crainte d'accidents inflammatoires analogues à ceux qui sont survenus après la première ponction ; les vésicules filles ne passeraient probablement d'ailleurs que par une canule volumineuse. — Purgatif.

17. Toilette antiseptique de la région. Anesthésie chloroformique. M. Tédenat fait la laparotomie avec l'aide de MM. Estor, Chavériat, Bourguet.

Incision de 8 centim. en dehors du bord externe du muscle droit antérieur. Peu d'hémorrhagie, arrêtée par quatre pinces de Kocher. Le péritoine pariétal est incisé sur la sonde cannelée et fixé de chaque côté par deux fils traversant la paroi et qui servent en même temps à écarter les lèvres de l'incision. La tumeur paraît à travers une très mince couche de tissu hépatique un peu sclérosé manquant même par points. Ponction avec un trocart à hydrocèle. Quand 500 gram. de liquide environ se sont écoulés, la poche est facilement saisie, attirée hors de la plaie pariétale où elle est retenue par quatre pinces de Kocher : deux de chaque côté, une à chaque extrémité de l'incision. — Poche incisée au thermo-cautère, ce qui donne à peine quelques gouttes de sang. Tout le liquide et de grosses vésicules s'écoulent au dehors. Décollement de la poche sur une longueur de 4 centim. M. Tédenat ne le pousse pas plus loin à cause d'une rosée sanguine assez abondante qu'il réfrène avec le thermo-cautère. Dix sutures unissant la poche, le péritoine, la peau. Excision d'une collerette de 3 centim. Par un gros drain qui pénètre à 12 centim., lavage de la poche, qui est prudemment frottée avec un menu tampon de gaze iodoformée. — Drain fixé ; de chaque côté du drain, longue mèche de gaze iodoformée. Pansement antiseptique. Potion avec XV gouttes de laudanum. Soir, temp. 37°,9. Pouls 90. La malade souffre peu et n'a pas vomi.

18. Nuit bonne. Temp. 37°,6, 38°,1. Pouls 92, 110. Facies bon. Miction régulière. Pas de vomissements.

État général bon. Temp. 37°,9. Pouls 100. Langue un peu blanche. Quelques coliques pour lesquelles, et à cause de la constipation, on donne un lavement avec deux cuillerées de glycérine.

25. La malade est bien et, depuis quatre jours, prend lait, bouillon. — Premier pansement : pas de pus. Réunion obtenue, fils enlevés.

Lavage avec de l'eau bouillie. Longue mèche de gaze iodoformée.

3 décembre. Deuxième pansement. La malade prend bouillon, œufs, viande. Retrait considérable de la poche qui est le siège d'une sécrétion pseudo-purulente modérée.

Guérison complète le 20 décembre, après six pansements. Cicatrice ferme et solide.

Nous relevons dans cette observation une preuve de l'impuissance de la ponction opératoire et des dangers qu'elle peut présenter ; les phénomènes péritonitiques furent, en somme, assez graves pour dissuader M. Tédenat de faire une nouvelle ponction; en revanche, nous voyons qu'ils ne se sont pas reproduits le moins du monde après l'opération radicale et que la guérison a été obtenue avec une remarquable rapidité (16 novembre-20 décembre).

OBSERVATION V (inédite).

Kyste hydatique du foie adhérant à l'utérus et enveloppé par l'intestin. Laparotomie.—Excision de la plus grande partie de la poche.—Guérison.—Aliénation mentale suivie de mort.

Mᵐᵉ H. P..., âgée de 42 ans, marchande de pétrole, réglée à 14 ans, régulièrement jusqu'à l'âge de 38 ans. Cinq enfants, dont un avant terme. Couches normales sans accidents.— Attaques d'hystérie complètes, avec catalepsie, parfois au moment des règles. Hallucinations.

A 20 ans, la malade commence à éprouver des douleurs profondes au voisinage de l'ombilic; elles devenaient de temps en temps assez vives pour l'obliger à s'aliter pendant des semaines. La santé générale restait bonne, malgré divers troubles digestifs.

A 39 ans, elle consulta M. Tédenat, qui trouva une tumeur ayant la forme d'un gros œuf, dont la grosse extrémité arrivait à mi-chemin entre l'ombilic et le pubis, dont la petite extrémité s'enfonçait sous le foie. Cette tumeur tendue, lisse, fluctuante, était de toutes parts recouverte par l'intestin. Rien du côté de l'utérus et des ovaires. Menstruation supprimée depuis un an.

M. Tédenat ne revit pas la malade pendant deux ans. Le 15 octo-

bre 1888, elle s'adressa à lui de nouveau. Elle souffrait beaucoup dans
le ventre, digérait mal, vomissait, était persuadée que sa tumeur était
« pleine de petites bêtes », était triste, s'emportait pour rien. Menstruation très irrégulière.

La tumeur avait beaucoup augmenté de volume. Elle plongeait dans
le bassin et affectait avec l'utérus les mêmes rapports qu'une tumeur
ovarienne volumineuse. Elle semblait même lui adhérer. La présence
de l'intestin tout autour de la tumeur rendait une ponction impossible, sans perforation du conduit digestif.

7 novembre. Opération faite par M. Tédenat, avec l'aide du
Dr Hortolès et de MM. Rauzier et Lassalle, internes des hôpitaux.

Malgré une injection sous-cutanée de morphine et atropine,
l'anesthésie fut lente, agitée, compliquée de vomissements, de cris.

Incision médiane de l'ombilic jusqu'à 2 centim. de la symphyse
pubienne. L'épiploon adhère en arrière du pubis; il adhère à l'intestin, dont les anses, çà et là, soudées entre elles, adhèrent lâchement
un peu partout à la tumeur. Tous ces organes furent décollés sans
hémorrhagie notable, grâce à sept ou huit ligatures au catgut. La tumeur se présenta grisâtre, plongeant dans le bassin. — Il fallut la
décoller de la trompe gauche et du fond de l'utérus. Cela se fit sans
trop de difficultés, avec le doigt et au prix d'une faible hémorrhagie
en nappe. Attirée au dehors, la poche ponctionnée laissa couler quatre litres de liquide clair, avec de grosses vésicules ridées, flétries.

M. Tédenat poursuivit le décollement d'avec l'intestin, et pour
cela fut obligé de prolonger l'incision à 3 centim. au-dessus de
l'ombilic. Cela se fit sans grande hémorrhagie, mais les efforts de vomissements rendaient difficile la contention de l'intestin, qui se dé-
roulait abondant au dehors, sous des linges imbibés d'eau bouillie
chaude. La poche décollée était attirée au dehors. L'opérateur s'arrêta quand il fut arrivé à la face inférieure du foie. La situation était
rendue pénible par la lutte qu'il fallait soutenir contre l'issue toujours renouvelée de l'intestin. Résection d'un manchon de la poche,
long de 14 à 15 centim. Suture du restant dans la partie sus-ombili-
cale de l'incision. Toilette antiseptique soignée. Sutures de la paroi
au fil de soie phéniquée bouilli n° 3. Pansement compressif après introduction d'une mèche-drain de gaze iodoformée dans ce qui reste
de la poche (5 ou 6 centim. au plus).

8, 9. Vomissements bilieux, qui cédèrent à l'eau de Janos prise à petites doses répétées. La température ne dépassa pas 38°,1. Pouls varia de 90 à 110.

A dater du 12, les accidents péritonitiques avaient complètement disparu. Suppuration modérée de la poche, nécessitant un pansement tous les trois ou quatre jours.— Réunion immédiate de la plaie. Cicatrisation totale le 24 décembre; jusque-là, la malade ne put supporter que du bouillon et du champagne frappé.

Le 18 janvier 1889, la malade dut être internée à l'Asile des aliénés : hallucinations, frayeurs, délire. Elle succomba le 24 février, aux suites de cette aliénation mentale, à laquelle sa grande hystérie la prédisposait, mais dont le traumatisme opératoire avait été la cause déterminante.

Nous n'insisterons pas sur le développement de l'aliénation mentale après l'opération, et cette observation a d'ailleurs été en partie publiée, à ce point de vue spécial, dans la Thèse du Dr Denis (Montpellier, 1889).

Nous voyons ici encore que toute autre intervention que la laparotomie était rendue impossible par la présence de l'intestin qui enveloppait complètement la tumeur; enfin nous constaterons que, malgré les complications nombreuses que présentait ce cas, nous pouvons enregistrer un incontestable succès opératoire.

Il nous reste à dire quelques mots des modifications que subit l'intervention lorsqu'on a affaire aux kystes *lombaires* et aux kystes *pleuraux*.

Les premiers sont très rares et ont été généralement méconnus : aussi les a-t-on le plus souvent opérés par la voie abdominale, et l'on a eu de bons résultats. Landau conseille même formellement cette conduite, mais, si elle est applicable aux kystes très volumineux, elle ne saurait l'être aux tumeurs de petit volume. La voie lombaire paraît mieux indiquée, elle est plus rapide et elle permet mieux l'évacuation de la poche. C'est d'ailleurs celle que préférerait M. Segond, comme il l'a déclaré au troisième Congrès français de Chirurgie.

Quant aux kystes pleuraux, ils peuvent aussi être attaqués par la voie abdominale comme le conseille Landau (4 cas, 4 guérisons), et comme l'a fait M. Bouilly (Potherat). Mais il faut alors faire basculer le foie, le fixer au moyen de sutures, et l'accès du kyste reste encore difficile. Aussi a-t-on conseillé une voie plus rationnelle, la voie transpleurale, et le succès a répondu à cette tentative hardie. C'est Israël qui, le premier, a attaqué ces kystes par la voie transpleurale ; il incisait la paroi, réséquait un fragment de côte et ouvrait le feuillet pariétal de la plèvre ; là il s'arrêtait, d'après la méthode de Volkmann, bourrait la plaie de gaze iodoformée et attendait que des adhérences se fussent produites entre les deux feuillets de la plèvre. Dans une seconde opération, il ouvrait le feuillet de la plèvre, le diaphragme et le feuillet pariétal du péritoine, et bourrait encore de gaze iodoformée ; enfin, dans une troisième séance, il ouvrait le kyste lui-même.

Genzemer (de Halle) fit l'incision en un seul temps, mais le malade mourut. Cependant ce procédé a donné des succès entre les mains de MM. Segond, Owen, Maunoury et Bœckel. M. Segond, pour éviter la pénétration d'air dans la plèvre, faisait appuyer par un aide sur les lèvres de l'incision, de manière à maintenir le contact le plus parfait entre les deux feuillets de la séreuse. M. Maunoury a pu constater que cette manœuvre paraissait inutile, car, à la partie inférieure du cul-de-sac pleural, les deux feuillets sont normalement accolés, et cette juxtaposition est encore plus complète quand le diaphragme est refoulé en haut par la tumeur (Potherat).

Telle est la méthode de la laparotomie appliquée au traitement des kystes hydatiques du foie. Braine trouve pour cette opération une mortalité de 7 %; Poulet[1] ne relève que 8 morts sur 51 cas (6,3 %); Potherat a réuni 21 observations nouvelles,

[1] Revue de Chirurgie.

s'appliquant aux kystes abdominaux, et il ne relève que 2 morts, dont l'une n'est pas imputable à l'opération, puisque le malade (cas de Trélat) succomba, le quatre-vingt-cinquième jour de la cure, à une pleurésie qui avait apparu 47 jours après l'opération.

Lawson Tait a présenté [1] tous les cas de chirurgie opératoire hépatique qu'il a eu l'occasion de pratiquer : on y trouve 13 hépatotomies pour hydatides du foie ou calculs intrahépatiques ; elles ont donné 13 succès.

M. le Dr Leprévost (du Havre) a communiqué récemment à la Société de Chirurgie (3 avril 1889) un nouveau cas heureux, et M. le Dr Segond, qui était rapporteur, faisait remarquer, à ce sujet, qu'on n'avait pas eu à constater de fistule après l'opération; la même observation peut s'appliquer aux quatre cas de M. Tédenat que nous rapportons dans cette étude et qui ont donné quatre succès.

Le bilan de cette opération est donc excellent, et l'on voit que, comme nous le disions au début, elle mérite d'être l'opération de choix dans le traitement des kystes hydatiques du foie.

[1] Brit. med. Journal, novembre 1886.

CONCLUSIONS.

Nous résumerons, sous forme de conclusions, quelle doit être la conduite à tenir en présence d'un kyste hydatique du foie.

I. Si le diagnostic est incertain, on pourra faire une ponction exploratrice aseptique.

II. Si le contenu du kyste est limpide, s'il ne contient pas de vésicules filles, on pourra faire une, deux ou trois ponctions aspiratrices complètement évacuatrices, et suivies d'un lavage avec un liquide antiseptique. Rappelons à ce propos que, pour M. Tillaux, la constatation du frémissement hydatique est pathognomonique de la présence de nombreuses hydatides filles; elle serait donc une contre-indication à la ponction, puisque d'une part elle affirme le diagnostic, et que d'autre part elle montre que la ponction aspiratrice ne pourrait pas suffire pour vider le kyste; nous avons vu cependant que ce procédé a pleinement réussi dans un cas où le frémissement hydatique avait été nettement constaté (Obs. 1) et que l'injection a tué les hydatides qui n'avaient pu être évacuées.

III. Si le contenu du kyste est purulent, s'il contient de nombreuses hydatides filles, si après deux ou trois ponctions évacuatrices le liquide se reproduit, l'incision large du kyste s'impose.

IV. La méthode de Volkmann pourra être employée comme moins difficile et plus à la portée des praticiens peu habitués à la chirurgie abdominale ou incomplètement outillés.

V. La laparotomie reste l'opération de choix et la méthode chirurgicale par excellence.

VI. Loin d'être une contre-indication, les accidents péritonitiques ou l'état grave du malade doivent la faire choisir comme étant la seule intervention assez rapide et assez complète pour donner de sérieuses chances de guérison.

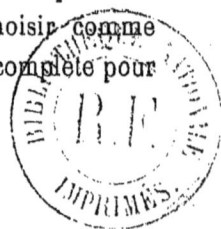

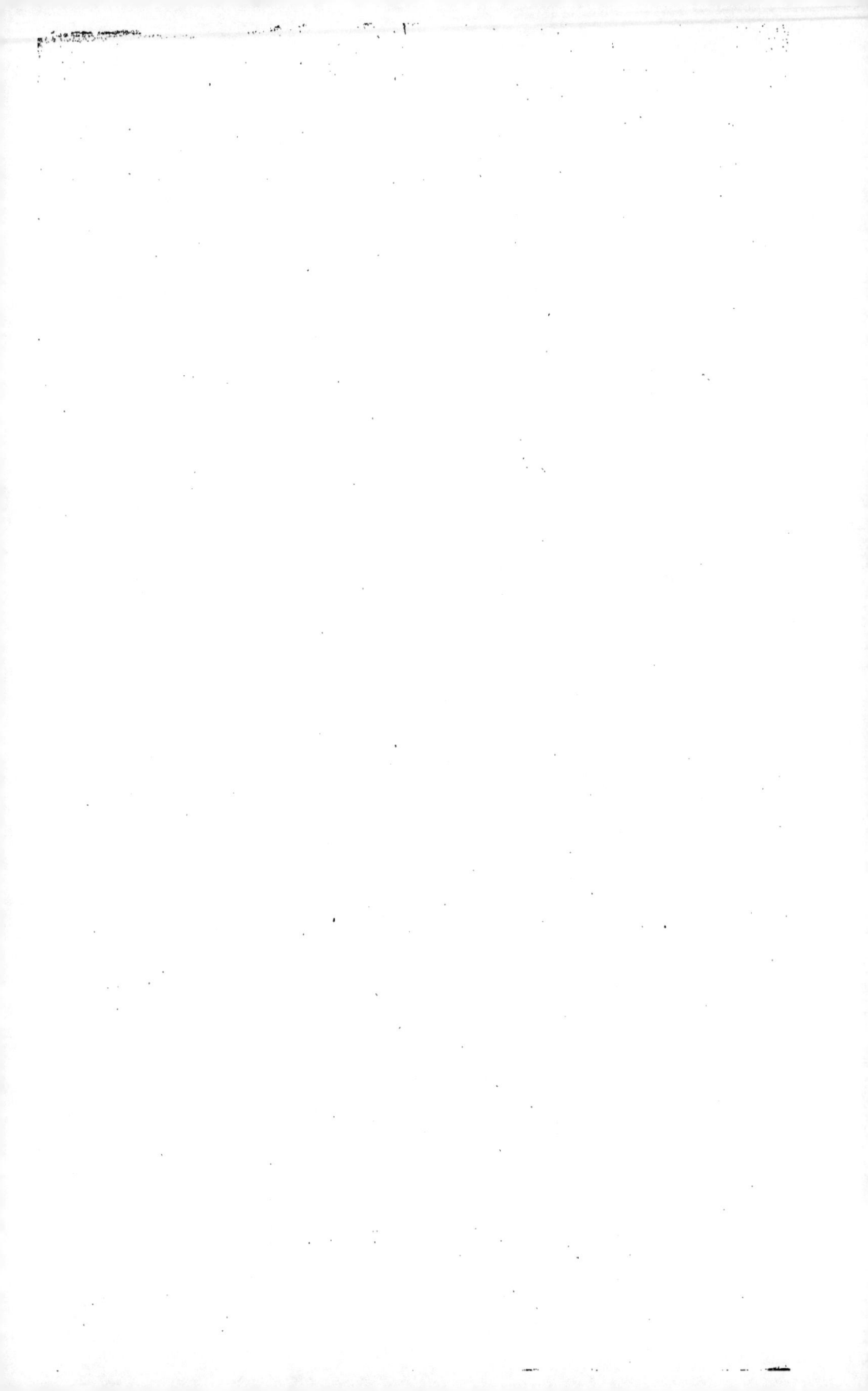

www.ingramcontent.com/pod-product-compliance
Lightning Source LLC
Chambersburg PA
CBHW071752240925
PP17089400001B/27